UNA GUÍA PRÁCTICA
PARA EL
RESTABLECIMIENTO DE LA SALUD

Patrick Quanten M.D
Evelyn Scott

Todos los derechos reservados; incluidos los derechos de reproducción total o parcial en qualquier forma. Ninguna parte de esta publicación puede ser reproducida, almacenada o introducida en un sistema de recuperación, o transmitida, en cualquier forma, o por cualquier medio (electrónico, mecánico, fotocopia, grabación o otros) sin previa autorización escrita del editor.

Este libro se vende con la condición de que no sea prestado, revendido, alquilado o distribuido de cualquier otra forma, por vía comercial o de otro modo, sin el consentimiento previo del editor, en cualquier forma de encuadernación o cubierta distinta de aquella en la que se publica y sin que se imponga al comprador posterior una condición similar que incluya la presente.

© 2025 Rob Ryder. Todos los derechos reservados.

Diseño e imágenes de la portada: Alexander Tull
Interior del libro y formato del libro electrónico por Amit Dey
(amitdey2528@gmail.com)
Traducción: Pilar Aznar

Aviso legal
La información contenida en este libro se publica únicamente con fines informativos y no pretende sustituir el consejo, diagnóstico o tratamiento médico profesional. Aunque esta publicación está diseñada para ofrecer información precisa sobre el tema tratado, no debe interpretarse como una guía médica.

Aunque el autor ha hecho todo lo posible para garantizar la precisión y integridad de la información contenida en esta obra en el momento de su publicación, no asumen responsabilidad alguna por errores, inexactitudes, omisiones o cualquier incoherencias. El autor declina expresamente toda responsabilidad ante terceros por cualquier pérdida, daño o perturbación causados por errores u omisiones, tanto si tales errores o omisiones se deben a negligencia, accidente o cualquier otra causa.

Al optar por utilizar esta información, los lectores reconocen y aceptan la plena responsabilidad de sus decisiones en materia de salud y de las consecuencias de las mismas. El estilo de vida Quantics, tal y como se describe en www.quantics.org, promociona la libertad individual a través de la responsabilidad personal, pero los lectores deben actuar con precaución y buen juicio a la hora de tomar decisiones relacionadas con la salud.

CONTENTS

Prefacio v

Introducción ix

CAPÍTULO 1: Primeros auxilios de autoayuda 1

CAPÍTULO 2: Información práctica 81

CAPÍTULO 3: Ayudas en el restablecimiento
                de la salud 131

CAPÍTULO 4: La naturaleza de la enfermedad . 161

PREFACIO

He aquí el resultado de una iniciativa que tuvo mi nieta, Evelyn. Me preguntó si yo podía darle algunos consejos prácticos y útiles sobre primeros auxilios. Ella sabía muy bien que mi visión sobre la salud y la enfermedad estaba muy alejada de la que tenía en mi época universitaria y durante mis primeros años de ejercicio profesional. Tras haberme formado en Medicina y mientras trabajaba como médico de familia, tuve la oportunidad de descubrir las numerosas deficiencias de que adolecía el sistema sanitario. A través de un estudio autodidacta y la exploración de la literatura disponible, tanto en la rama de la salud alternativa como también en aspectos más filosóficos, seguí indagando y preguntándome «por qué». Lo que hallé, me abrió una perspectiva completamente diferente sobre la vida y, en consecuencia, también sobre la salud. Me hice muy consciente de que ahora sí estaba aprendiendo sobre *salud*, y no sobre *enfermedad*. Por otra parte, la verdadera comprensión de lo que significaba la salud hizo que el concepto opuesto, la *mala salud*, se tornara igualmente tan claro para mí como el cristal.

En vez de ponerse a leer algún libro sobre salud y enfermedad o de hojear algún manual de primeros auxilios, lo que hizo mi nieta fue preguntar directamente a su abuelo médico sobre ciertos problemas de salud de los que en tantas ocasiones había oído hablar o con los que ella misma se había topado alguna vez en su vida. Quería saber qué podía hacer si tuviera que enfrentarse a algún tipo de dolencia o enfermedad sin tener posibilidad de acceso a un profesional de la sanidad o a un centro médico. Las respuestas debían centrarse más en la autoayuda que en saber a quién o adónde acudir. El enfoque acabó llevándonos a aguas más profundas de lo esperado. En mi opinión, son los individuos los que más contribuyen a su propia curación, y no la profesión médica, así que enseguida tuve que recurrir a bastantes antecedentes en mi argumentación para que mis consejos prácticos tuvieran sentido. Me vi *forzado* a explicarme con palabras que mi nieta pudiera comprender.

En el transcurso de nuestras conversaciones, tuvimos que profundizar en el pensamiento que había detrás de cada acción. Si pretendíamos devolver el poder de la sanación al propio individuo, que es a quien realmente pertenece, según la Naturaleza, entonces necesitábamos explorar una manera diferente de entender la salud y la enfermedad. Esto nos llevó después a considerar también las enfermedades más graves, incluidas aquellas amenazantes para la vida o que la alteran seriamente. Y todo lo hicimos nada más que abriéndonos a una perspectiva diferente sobre la vida y cómo esta funciona.

A medida que avanzábamos en nuestras charlas, comencé a darme cuenta de que esta información no solo era útil para mi nieta, sino que también podía ser un punto de partida para que otras personas comenzaran su propia indagación en la realidad de su salud. Al mismo tiempo, este pequeño libro podía ser una guía útil para sentir una mayor confianza en la Naturaleza y en uno mismo a la hora de afrontar una enfermedad o una dolencia.

En definitiva, lo que tienes entre tus manos es un folleto informativo, un manual conciso que facilitará tu comprensión acerca de los procesos de la enfermedad poniendo el foco en el papel que la Naturaleza juega en dichos procesos, así como en el poder innato de la vida misma.

Tras un vistazo a los temas aquí desarrollados, pudiera parecer que hemos reducido un extenso libro de medicina a unas pocas páginas. Lo importante aquí es que hemos posibilitado una mejor comprensión de los patrones presentes en todo proceso de enfermedad.

Este es un pequeño libro lleno de consejos prácticos muy útiles para ti.
Este es un pequeño libro que abrirá tu mente a una visión diferente de la vida.
Este es un pequeño libro que puede servirte como un primer paso hacia una salud más independiente, hacia una vida más independiente.

Patrick Quanten

INTRODUCCIÓN

Sé tu propio médico

En lo que concierne a la profesión médica en el mundo occidental, la posibilidad de que uno mismo sea su propio médico solo está permitida en una situación de primeros auxilios, y siempre que no haya cerca ningún «experto» disponible. Pero vamos a llevar esta idea de *primeros auxilios* un poco más allá.

Hay dos aspectos obvios en unos primeros auxilios con respecto a la salud. Por un lado, alguien necesita ayuda, seas tú u otra persona. Por otro lado, la situación en que dicha ayuda es requerida suele ser una situación estresante. En medio de toda esa angustia e incertidumbre, es necesario que tanto la persona que ofrece su ayuda como la que la recibe, si no son la misma, colaboren juntas para encontrar la mejor solución. Y hay una cosa muy importante que ambas partes han de tener siempre muy presente: aunque la ayuda ofrecida o recibida, dadas las circunstancias, no sea la mejor, sí se trata siempre de una actitud empoderante y que aporta una mayor confianza en la vida. Uno solo podrá ayudarse a sí mismo o a otra persona de manera eficaz si de verdad comprende cómo funciona la Naturaleza y qué es lo que esta trata de lograr en cada momento y en cada organismo.

Cualquier sistema de salud, del que los primeros auxilios son una parte esencial, no debería centrarse en *salvar vidas*, sino más bien en prestar apoyo al sistema natural de la persona accidentada o enferma. Y esto debe hacerse respetando en todo momento los procesos que, de manera espontánea, puedan estar teniendo lugar en el organismo de la persona. En ninguna enfermedad se puede afirmar de manera científica que determinada acción haya «salvado» una vida. El hecho de que alguien sobreviva o no a una enfermedad depende de miles de factores, y el primero de ellos está en la mente de la propia persona enferma. Lo más importante es tener la absoluta certeza de que la Naturaleza, que ha creado al ser humano, que sostiene la vida y que procura siempre la armonía, tiene una buena razón para desencadenar cualquier fenómeno que podamos observar. La Naturaleza funciona como un perfecto juego interactivo de energías, un juego con unas reglas muy específicas y, además, inquebrantables.

Es muy importante comprender que no estamos aquí para *luchar contra* la Naturaleza. Estamos aquí para *colaborar con* ella. Y esto es lo que vamos a promover en todo momento a lo largo de este libro.

Comprender la Naturaleza

Lo primero que debemos saber, y nunca olvidar, es que la Naturaleza trata siempre de preservar la vida, en todas las circunstancias. La principal tarea de la Naturaleza es mantener con vida a todos y cada uno de los seres que formamos parte de ella. Para lograr esto, utilizará el patrón de reacciones que mejor funcione. Sin embargo, hay otro aspecto a tener en cuenta.

Mantener la vida implica garantizar la supervivencia de la especie durante el máximo tiempo posible. Esto puede dar como resultado la muerte prematura de ciertos especímenes débiles, dado que sus necesidades vitales son retiradas en favor de otros más fuertes, mejor adaptados y más capacitados para asegurar la supervivencia de la especie. La especie sobrevivirá si ciertos especímenes sobreviven, y mientras sobrevivan. Esto significa que la Naturaleza apoyará la supervivencia de una vida individual en la medida en que esa vida en particular resulte útil para la supervivencia de la especie.

Así pues, se trata de la supervivencia de la especie versus la supervivencia del individuo. Desde el punto de vista individual, esto bien podría parecer un despropósito; sin embargo, en el marco más amplio de la evolución del universo, que incluye el mundo natural de este planeta, todo cobra un sentido muy lógico. El panorama más amplio es la vida del grupo, y el más reducido es la vida del individuo dentro del grupo. Las reglas de la Naturaleza se aplican tanto a la vida individual como a la vida grupal. Ambas surgen en algún momento de la evolución. Ambas logran expandirse, desarrollarse y fortalecerse. Ambas entran en declive después de un tiempo y ambas desaparecen en algún momento del proceso evolutivo. De manera indefectible, las reglas naturales del *contrato* se cumplen en cada etapa, en cada instante de dicho proceso.

Cada vez que nos encontremos en una situación de *pérdida de salud*, debemos ser muy conscientes de que es la Naturaleza esforzándose por mantener nuestro equilibrio vital en las nuevas circunstancias que lo han alterado. Se trate de signos tempranos de una enfermedad o de una lesiónpor accidente, ambos son siempre resultado de una llamada de atención por parte de nuestro sistema natural. Es un grito de socorro de la Naturaleza. Nos suplica que hagamos cambios en la forma en que vivimos, en la manera que tenemos de exigirle a nuestro organismo que nos apoye en lo que estamos haciendo. Así pues, las enfermedades y los signos de mal funcionamiento en nuestro sistema no son otra cosa que avisos de que algo anda desequilibrado en nuestras vidas. Incluso los accidentes nos ocurren cuando no estamos prestando atención a esos avisos. Es siempre nuestro sistema natural tratando de impedir que sigamos viviendo de la manera en que lo venimos haciendo.

Puedes encontrar más información sobre el concepto *enfermedad* y sobre el mecanismo de desarrollo de las enfermedades en mis sitios web: www.activehealthcare.co.uk y www.pqliar.net. La enfermedad es siempre un proceso personal, no se puede extrapolar al resto del grupo. La sanación es también un proceso personal, y no se puede lograr siguiendo las pautas del grupo. No necesitamos un sistema sanitario generalizado. Lo único que necesitamos es reconocer lo que la vida nos está diciendo en cada momento a cada uno de nosotros. Solo así podremos responder de la manera adecuada. Por tanto, cuidar tu salud es tu responsabilidad personal, lo que significa que todo lo que necesitas para mantenerte sano son unos *primeros auxilios*. Aplícalos con conocimiento y no llegará a tu vida ninguna enfermedad crónica.

Toda la creación proviene de procesos de densificación en el campo energético. Toda la materia, incluido el cuerpo humano, es energía. Una manifestación física es el resultado de una presión aumentada en una parte específica del campo energético. Así es como surgimos los seres humanos. La presión elevada condensa energía y materia por igual. Recuerda esto bien, ya que cualquier *endurecimiento* que aparezca en un tejido, se trate de un calambre muscular o de un tumor, tiene que ver con una presión aumentada y prolongada en el tiempo en una parte específica del campo energético y, por tanto, en la materia manifestada por ese campo.

Efectivamente, esto significa que el solo hecho de liberar esa presión resolverá el problema, ya que el campo energético y, en consecuencia, la materia que está siendo manifestada por ese campo, se abrirá, se aflojará, se liberará de la excesiva compactación. Hay que ser muy consciente de la importante influencia que la presión tiene sobre el cuerpo físico y mental de un individuo para poder comprender la manera en que la Naturaleza reacciona a dicha presión.

Otro dato crucial es el hecho de que, sin importar cuáles sean las circunstancias de vida, los efectos experimentados por un organismo individual son resultado directo de la forma en que ese organismo responde a los estímulos externos. Si el organismo se abre a cierta información específica del mundo exterior, entonces se verá afectado por ella y su sistema natural tendrá que responder. Por el contrario, si el organismo se cierra a esa información, entonces no se verá afectado directamente por ella y, por tanto, su sistema natural no tendrá que responder a ella, no tendrá que lidiar con ella, no tendrá que ajustar sus rutinas. Esto explica por qué no todas las personas que están expuestas a circunstancias similares muestran los mismos patrones de reacción, por qué no todas enferman o tienen la misma respuesta emocional. En el contexto de este libro de primeros auxilios, este es un punto muy importante. Si permites que el miedo y la ansiedad se infiltren en tu vida, tu sistema natural se encogerá, se contraerá, reducirá el flujo de energía por temor a que le sea arrebatada la vida, o al menos tu concepción de ella. Si, por el contrario, consigues inundar todo tu sistema de confianza plena en la Naturaleza, entonces tus procesos naturales no se verán obstruidos en la expresión de sus capacidades. La sanación natural tiene lugar de una manera mucho más rápida y completa cuando somos capaces de vivir sin nuestros miedos, sin nuestras preocupaciones y, sobre todo, sin esa tan arraigada creencia de que «la Naturaleza se equivoca». Pretender *apartar a la Naturaleza de la ecuación* no ha sido ni será nunca una idea inteligente.

La idea de este manual

Sin entrar en detalles sobre las diversas enfermedades y sus síntomas, en este manual trataremos de aclarar conceptos básicos sobre la Naturaleza e iremos señalando los mecanismos subyacentes tras cada problema presentado. Este no es un nuevo tipo de libro sobre medicina. Es simplemente un manual de ayuda para la recuperación de tu propia salud y la de los demás, siempre de una manera natural y lo más eficaz posible, ante las diferentes lesiones y enfermedades que se puedan presentar. Sigue siendo un primer paso en el camino hacia la sanación, nada más.

Por otra parte, espero que esta pequeña introducción a una forma diferente de pensar y de abordar la salud, te anime a profundizar un poco más en este conocimiento. En lugar de enfocarte en la enorme variedad de enfermedades existentes, al menos tal como nos lo presenta la profesión médica (que necesita crear cada vez más expertos en partes cada vez más pequeñas de la vida), puede que ahora prefieras centrarte en el estudio de *la salud*: «¿qué es la salud?, ¿cómo resulta alterada?». Estas cuestiones te sumergirán en el verdadero concepto del *equilibrio natural de la vida*, de cada vida individual, y a comprender cómo puedes mantener o ajustar dicho equilibrio. Así que trataremos de conseguir dos objetivos: que seas capaz de colaborar en el restablecimiento de tu propia salud y la de otros, y que te sientas estimulado a profundizar por tu cuenta en los conceptos relacionados con *la verdadera salud*.

Los manuales y cursos sobre primeros auxilios que ofrece el sistema médico alopático están plagados de consejos sobre lo que personas sin formación médica pueden hacer para «salvar vidas» en condiciones tan amenazantes como un ataque cardíaco agudo, un derrame cerebral o un shock anafiláctico. Esto tiene dos consecuencias inmediatas muy importantes para ti, y para cualquiera.

En primer lugar, dado que dichas enseñanzas se enfocan en la reanimación y en el conocimiento de habilidades para *salvar la vida de otros*, no entran en ningún momento en la comprensión de cómo funciona la vida ni en cómo tú puedes ayudarte e incluso salvarte a ti mismo. Su intención, por tanto, no es empoderarte ni enseñarte a solucionar tus propios problemas de salud, así que ¡no se trata de primeros auxilios dirigidos a ti! En segundo lugar, ponen de relieve tu dependencia de personal especializado y de equipos médicos. Sus enseñanzas sobre primeros auxilios consisten básicamente en decirte cómo ayudar a esos profesionales en sus trabajos… y en sus negocios. No se trata, pues, de ayudarte a ti mismo, sino más bien de ayudar a la industria médica.

Este pequeño libro de primeros auxilios tiene como objetivo tu liberación del sistema médico alopático y tu empoderamiento en lo que respecta a tu propia salud. Esto lo lograrás a través de una comprensión profunda de los procesos que la Naturaleza pone en marcha para la sanación. Te aportará, por tanto, una mayor confianza en la Naturaleza misma. Aquí encontrarás también consejos prácticos que apoyarán tus propios procesos naturales de sanación. Podrás hacer uso de esta valiosa información en tu vida cotidiana y, además, podrás compartirla con otras personas de tu entorno.

La salud es un estado de equilibrio natural, innato, que atrae tu sistema hacia él en todo momento como si fuera un imán. La salud no es algo que puedas comprar u obtener de otra persona, no requiere de dinero ni de estatus. La salud es cosa tuya. Sea cual sea el estado en que te encuentres, solo tú tienes el poder de alterar ese estado. Solo tú tienes el poder de enfermarte y solo tú tienes el poder de sanarte, dos opciones opuestas en todo un espectro de posibilidades en las que solo tú puedes intervenir a través de tus pensamientos, de tus sentimientos y de tus acciones.

CAPÍTULO 1

PRIMEROS AUXILIOS DE AUTOAYUDA

Acné

Se trata de una afección de la piel que suele aparecer, aunque no de manera exclusiva, en adolescentes y adultos jóvenes. Se manifiesta sobre todo en la cara, el cuello y los hombros. Los síntomas son pústulas o espinillas con inflamación local y piel generalmente grasa.

Esta afección suele estar relacionada con una etapa muy particular de la vida, lo que indica que tiene que ver con lo que sea que esté sucediendo en ese momento en la vida de la persona. En el caso de los adolescentes, podemos decir con seguridad que tiene que ver con *dejar de ser niño para convertirse en adulto*. En otras palabras, se trata de una importante etapa de transición, de *remodelación masiva* en la estructura física y mental del púber. Esta remodelación implica la *demolición* de ciertas partes de su sistema, partes que se están volviendo rápidamente obsoletas.Como resultado, se libera una gran cantidad de productos de desecho, que o bien se eliminarán del sistema o bien se quemarán dentro de los propios tejidos que están siendo remodelados. En la última fase de este proceso, las erupciones cutáneas dan lugar a áreas de inflamación.

El hecho de que la piel con acné se vuelva más y más grasienta, indica que el cuerpo está tratando de eliminar una gran cantidad de desechos liposolubles, para lo cual necesita producir muchas sustancias aceitosas. Con el objetivo de apoyar al sistema de la persona en este proceso de adaptación, lo recomendable es estimular la inflamación —aplicando calor, por ejemplo—, así como añadir más aceite a la piel mediante masajes con aceite de oliva, aceite de almendras, aceite de sésamo o cualquier aceite de semillas.

Cualquier contramedida, como tratar de resecar la piel o reducir la inflamación, no hará sino prolongar el proceso de adaptación. Incluso podrá provocar una acumulación permanente de desechos dentro de los tejidos, lo cual favorecerá la aparición de futuros problemas de salud. Si el proceso de transición no se completase de la manera adecuada, el adulto emergente no será capaz de adaptarse con plenitud a su nueva vida.

Alergias

Una reacción alérgica es una reacción espontánea exagerada del organismo ante algo detectado en el ambiente. Ese *algo* puede ser material, como un ingrediente en la comida que se ingiere o ciertas partículas en el aire que se respira, o bien puede tratarse de una situación particular de la vida. Ese elemento o esa situación provoca en la persona un pánico inconsciente.

Como la vida, y con ella todas sus interacciones, tiene más que ver con lo energético que con lo material, aquello contra lo que el sistema reacciona en última instancia es siempre una presencia energética concreta.

Los síntomas pueden variar desde una reacción de inflamación local, que afecte a parte o a la totalidad del sistema digestivo o del sistema respiratorio, hasta una reacción inflamatoria más generalizada, que abarque la mayoría de los sistemas del cuerpo. Los síntomas pueden ser leves, como picazón, enrojecimiento e hinchazón de la piel o de las mucosas, o tan graves como para poner en peligro la vida.

Sin embargo, no hay diferencia en lo que al proceso reactivo y a la causa de la reacción se refiere.

El sistema natural entra en pánico cuando recibe cierto tipo de estímulos vibratorios. Los desencadenantes de reacciones alérgicas suelen ser elementos y situaciones muy comunes, que en la mayoría de las personas no provocan reacciones alérgicas. De esto se deduce con claridad que lo que marca la diferencia es el estatus interno del individuo que entra en contacto con el elemento o la situación desencadenante. El elemento o la situación desencadenante es, por tanto, completamente inocente en esta historia.

La forma en la que el sistema reacciona es mediante una inflamación. El objetivo de una reacción inflamatoria es siempre limpiar una zona del cuerpo o bien todo un sistema corporal contaminado. De esto se deduce que cuanto mayor sea la cantidad de desechos acumulados en el organismo, más intensa y llamativa será la reacción al desencadenante.

Cualquier manifestación alérgica indica siempre que ya existe un serio desequilibrio interno en el individuo. Por lo tanto, es fundamental una limpieza interna seria y profunda si uno quiere liberarse de sus alergias.

Estas son mis recomendaciones si sufres de cualquier tipo de alergia:

- Ayuno: nada de comida, solo algunos líquidos simples durante un período de 5 a 7 días.
- Búsqueda introspectiva: se trata de que llegues a identificar ese aspecto de tu vida en el que tu sistema está invirtiendo una cantidad excesiva de energía solo para poder sobrevivir en el día a día.

Artritis

La artritis es, en esencia, un deterioro de las superficies articulares. La superficie exterior lisa de los huesos que conforman la articulación se vuelve rugosa, e incluso puede llegar a desintegrarse. Las dolencias habituales en personas de avanzada edad tienen, en efecto, una fuerte conexión con la edad. Y esto no es diferente en el caso de la artritis. La artritis es el resultado final de una sobrepresión prolongada sobre las articulaciones, sobrepresión a la cual finalmente sucumben los tejidos.

Cualquier presión elevada y mantenida en el tiempo sobre una articulación acabará rompiendo los tejidos, incluido el tejido óseo duro. Las superficies de los huesos que conforman cualquier articulación se mantienen unidas y en funcionamiento gracias a los músculos que se extienden a lo largo de la articulación. Si esos músculos están constantemente en tensión y nunca llegan a relajarse, entonces la articulación acaba deteriorándose, lo que dará lugar primero a una limitación en la función, y más tarde a una ruptura de la estructura. Por lo tanto, todo lo que tenemos que hacer para prevenir y curar una artritis es asegurar la adecuada relajación de los músculos profundos que rodean la articulación.

Los músculos se limitan a hacer lo que se les ordena. El estado de contracción en el que se encuentren dependerá de la información que estén recibiendo por parte del sistema nervioso. Los impulsos de alta presión provocan una alta tensión muscular. Para solucionar el problema de raíz, tenemos que liberar la tensión nerviosa.

Una artritis puede ser un problema local, que afecta solo a ciertas articulaciones, o un problema más generalizado, con la afección de la mayoría de las articulaciones.

- Si tienes una artritis generalizada, significa que necesitas liberar presión y tensión en tu vida.

- Si tu artritis está localizada, entonces debes averiguar qué zona de tu cuerpo está ejerciendo una presión directa sobre el nervio que llega a la articulación afectada. Por ejemplo, los nervios que van al brazo pueden estar presionados a la altura del hombro o a la altura de la base del cuello; los nervios que van a la pierna pueden estar presionados a la salida de la médula espinal o bien por la parte inferior de la pelvis y alrededor de la cadera. Para liberar la tensión de los músculos, es bueno realizar masajes con presión, estiramientos y también aplicar calor. Para que el tratamiento sea eficaz, además de la articulación afectada hay que tratar también la zona del cuerpo que pueda estar ejerciendo presión sobre el nervio que llega a esa articulación.

Cualquier fisioterapia solo va a poder intervenir al nivel de la estructura muscular externa, los músculos que nos permiten movernos. Los músculos más profundos, sin embargo, que son precisamente los que tienen la capacidad de *trabar* las articulaciones de manera permanente, son músculos estructurales, lo que significa que mantienen unidas las articulaciones permitiendo a la vez cierto rango de movilidad y protegiendo toda la estructura de movimientos violentos repentinos.

- Liberar de manera definitiva una tensión permanente establecida a ese nivel profundo de los músculos estructurales, requiere de un serio entrenamiento de la mente. El objetivo es que te relajes y que dejes de lado tus restricciones mentales, tus creencias y tus limitaciones autoimpuestas. *Abre tu mente para abrir tu cuerpo.*

Los síntomas que se presentan con el deterioro de la función de la articulación y, más tarde, también de su estructura, son signos de inflamación —dolor, hinchazón, enrojecimiento, calor—. Estos signos se manifiestan de manera aguda, durante un período de tiempo relativamente corto. Se trata de una reacción espontánea del cuerpo para intentar *abrir* los tejidos. El calor afloja la estructura de los tejidos—músculos y ligamentos—. Esto les proporciona más espacio para trabajar. Al mismo tiempo, los productos de desecho que están atrapados en esos tejidos se *queman*, lo que posibilita un espacio funcional aún mayor.

- Para aliviar los síntomas agudos de una artritis, puedes usar compresas frías en las articulaciones inflamadas. Esto reducirá la hinchazón. Es recomendable masajear y estirar las articulaciones para estimular los procesos de limpieza, incluso si están inflamadas. No te olvides de trabajar también la zona que pueda estar presionando el nervio más arriba.

- Cuando la artritis es generalizada, puedes contribuir a eliminar el exceso de desechos a una mayor escala mediante un ayuno. Y también puedes ayudar a rebajar la tensión de la mente a través de la meditación y el uso de técnicas de respiración simples, como inhalar y exhalar lo más lenta y profundamente posible, controlando en todo momento los diversos aspectos de la respiración.

- Hacer crujir las articulaciones ayuda a liberar el exceso de tensión en los músculos y, por tanto, a reducir la tensión muscular general en la articulación. Esto alivia el problema, pero solo de manera temporal. Cuando una articulación cruje, es porque se ha producido una acumulación de tensión a su alrededor, y el solo hecho de hacer crujir la articulación no va a resolver el problema de base.

Asfixia, atragantamiento

La asfixia está provocada por un calambre agudo en la parte superior de la garganta. Se suele asociar con una sensación de ahogo por algo que ha quedado atascado en la garganta y que una tos provocada consigue liberar, y así es, pues para eliminar el calambre en esta zona existen dos soluciones:

- Toser, lo cual provoca una serie de movimientos musculares que pueden liberar de su posición fija al músculo afectado.
- Inhalar y exhalar con mucha lentitud, lo cual reduce la tensión muscular y puede liberar igualmente el músculo bloqueado.

La conocida *maniobra de Heinrich* aporta una ayuda algo limitada a una persona en peligro de asfixia. Consiste en lo siguiente:

- Colócate detrás de la persona y rodéala con tus brazos, de manera que tus manos se encuentren al frente.
- Con una de tus manos agarra tu otra muñeca por delante del cuerpo de la persona.
- Aprieta tu puño libre y colócalo con firmeza contra la boca del estómago de la persona, justo bajo su esternón.
- Permite que la persona se incline un poco hacia adelante, pídele que respire profundamente y, cuando empiece a exhalar, tira con fuerza de tu puño contra su abdomen —boca del estómago— y hacia arriba.

La idea con esta maniobra es provocar una contracción brusca del diafragma y, por tanto, una expulsión violenta del aire de los pulmones. Esto puede soltar el calambre de la garganta.

Ataques de pánico

Un ataque de pánico ocurre cuando el sistema nervioso central de la persona ya no puede evaluar con calma una situación actual real. Entonces la mente se ofusca en la impotencia y la indefensión.

Llegados a tal punto, el desencadenante inicial del pánico deja de tener importancia, pues el sistema se sobrecalienta y pierde el control. Sacar la mente de la persona de esa fijación debe ser la prioridad.

- Si todavía es posible la comunicación con la persona, pídele que reenfoque su mente.
- Consigue una bolsa de hielo y colócasela en la cabeza. Aún mejor es usar dos bolsas de hielo, una para la frente y otra para la nuca.
- Anímala a que respire lenta y profundamente. Empieza pidiéndole que exhale todo el aire que pueda y luego que vuelva a inhalar con mucha lentitud.

- Si la persona está completamente fuera de control, vierte un balde de agua fría sobre ella para provocarle una descarga. Esto la devolverá a la realidad (¡lo sé, no es agradable!).

Si eres tú quien siente que está entrando en pánico, necesitas sacarte a ti mismo de ese estado. Lo más importante que debes hacer es concentrarte en tu respiración.

- Echa mano de cualquier objeto que esté frío para reenfocar tu mente.
- Respira lenta y profundamente. Primero concéntrate en exhalar todo el aire que puedas, a continuación retén la respiración, después inhala lenta y profundamente y vuelve a contener de nuevo la respiración. Y así todo el tiempo que haga falta. Hazlo siempre de una manera que te resulte cómoda.
- Practica en tu vida ejercicios de concentración que involucren la respiración. Es importante que aprendas a retomar las riendas de tu sistema nervioso en cuanto notes que este empieza a descontrolarse. Y tienes que aprender esto y practicarlo en situaciones de calma, para que tu sistema pueda familiarizarse con el proceso de cambio en tu enfoque mental cuando sea necesario.

Conmoción cerebral

Un fuerte impacto en la cabeza puede provocar confusión y desorientación en la persona que lo recibe. Esto se debe a la inflamación del tejido cerebral que tiene lugar como consecuencia del impacto.

Debido a que el cerebro está encerrado en hueso, no hay espacio para su expansión, lo que significa que la inflamación del cerebro provocará una alta presión en el tejido cerebral, el sistema nervioso central. Dependiendo de la parte del cerebro que reciba mayor presión, se producirá una alteración en las funciones de las que esa parte sea responsable. Por lo tanto, cualquier alteración en la función del sistema nervioso, ya sea sensorial, de movilidad o de razonamiento, debe ser considerada en primer lugar como un resultado directo del impacto. Y a este efecto se le llama *conmoción cerebral*.

Se necesita tiempo para que la hinchazón desaparezca. Mientras tanto, se debe procurar que la persona utilice su cerebro lo menos posible.

- Trata de reducir los estímulos manteniendo bajo el nivel de ruido, oscureciendo la habitación, permitiendo que la persona duerma todo el tiempo posible.

Los médicos temen que una conmoción cerebral pueda provocar un coma, es decir, una pérdida total del conocimiento, y es por este motivo que recomiendan despertar al herido con mucha frecuencia y controlar sus signos vitales. Sin embargo, el *tratamiento* para una conmoción cerebral es exactamente el mismo que para un coma. No hay más que hacer por una persona que ha perdido el conocimiento y que aún respira que por una persona consciente con una lesión en la cabeza —que también respira—. Lo que marca la diferencia es si la persona respira o no, nada más.

- Con cuidado de no despertarla, comprueba de vez en cuando que la persona sigue respirando.
- Nunca fuerces a la persona a comer o a beber hasta que ella misma lo demande, su sistema necesita todo el reposo posible.
- No le administres ningún medicamento, ya que esto puede afectar a su nivel de conciencia.
- Para reducir la hinchazón inicial, puedes ponerle una bolsa de hielo en la nuca y una compresa fría en la frente.

Justo tras el impacto, es de esperar un deterioro del estado de la persona a medida que la hinchazón vaya aumentando, pero en el momento en que se la pueda llevar a un lugar de descanso, esto debería estabilizarse. Cualquier empeoramiento que se produzca en las siguientes horas puede ser indicativo de la existencia de una hemorragia en el interior del cráneo, la cual empieza a ejercer más y más presión sobre el sistema nervioso central. Tener sueño no es necesariamente un deterioro. Los vómitos, la inquietud y los espasmos nerviosos espontáneos sí podrían ser signos de deterioro.

- Llama a los servicios de emergencia si la persona presenta inquietud, espasmos o vómitos.

La recuperación necesita tiempo. Pueden pasar días hasta que la persona consigue funcionar con cierta normalidad y sus sentidos son capaces de manejar los impulsos entrantes habituales.

Convulsiones

Una convulsión es definida por la profesión médica como un ataque repentino que resulta en espasmos, alteraciones sensoriales y pérdida del conocimiento. Las convulsiones son movimientos repentinos, violentos e irregulares del cuerpo causados por contracciones involuntarias de los músculos. Se trata de un apagado espontáneo del sistema nervioso que el cuerpo realiza en respuesta a una sobrepresión.

Como espectador, no hace falta que te preocupes por las razones subyacentes de esta sobrepresión, es algo que la persona deberá abordar una vez superada la fase aguda.

- No intentes detener las convulsiones. No entres en pánico, ya que el estado de inconsciencia se resolverá por sí solo en cuanto la sobrepresión nerviosa haya salido del sistema a través de la actividad muscular.

- Tu ayuda consiste en garantizar que la persona esté segura y no pueda lastimarse con nada de alrededor. Aleja de ella cualquier objeto peligroso, despeja el espacio de cosas. Después, espera a que cesen las convulsiones.

- Cuando las convulsiones hayan cesado, procura que la persona se sienta cómoda en la posición tumbada. Si respira sin dificultad, puedes permitirle que esté boca arriba. Si se obstruye la respiración, entonces colócala de costado, en la *postura de recuperación*, también llamada *postura o posición lateral de seguridad* (ver «Postura de recuperación», en el capítulo 2). Si se ha mordido la lengua y está sangrando por la boca, no te preocupes, podrá lidiar con la herida más tarde, que acabará sanando por sí sola en poco tiempo.

- La consecuencia de las convulsiones es un cansancio extremo, así que permite que la persona duerma todo lo que necesite.

- Las convulsiones son siempre el resultado final de un período de grave sobrepresión en el sistema nervioso central. Es necesario que la propia persona reconozca dónde se ha generado esa sobrepresión en su vida y que tome a continuación las decisiones adecuadas para reducirla al máximo posible. Puede cambiar el entorno en el que vive o bien puede cambiar su patrón de reacciones ante cualquier cosa que la vida le presente.

- Las convulsiones pueden aparecer tras un accidente grave que implique una lesión en la cabeza. En tal caso, es muy probable que la sobrepresión se esté generando en toda la zona de la nuca. Los masajes de tejido profundo y/o la terapia osteopática deberían ir reduciendo esta presión con el tiempo.

Diarrea

La definición de diarrea tiene poco o nada que ver con el factor tiempo, y la mayoría de las veces tampoco existe una relación directa con lo que uno ha comido recientemente. Las heces blandas y no formadas se consideran diarrea. La causa es un exceso de agua en el intestino que, en realidad, está posibilitando la limpieza rápida del mismo. Como se trata de una reacción espontánea del cuerpo, surge la pregunta de por qué el cuerpo hace esto.

El exceso de agua se utiliza para *lavar* los sistemas y eliminar productos innecesarios. En el intestino, por lo general, esos productos *innecesarios* son productos de desecho derivados de la actividad celular. Los residuos son *lo que queda después de que las células hayan quemado energía para llevar a cabo sus actividades*. Cuando estos desechos se acumulan, en lugar de reciclarse a medida que se van produciendo, se alcanza un punto de saturación en el cual nuestro sistema pone en marcha un mecanismo para eliminarlos lo antes posible. Por un lado, hace afluir más agua al intestino, y más agua significa un tránsito más fluido y una evacuación más fácil. Por otro lado, aumenta la potencia y la frecuencia de las contracciones de los músculos intestinales, lo que garantiza un avance mucho más rápido de las heces. El resultado son esas heces sueltas, no formadas.

La actividad aumentada en los músculos de los intestinos puede provocar calambres y dolor abdominal.

- Para aliviar los calambres, coloca una bolsa de agua caliente sobre tu vientre. También puedes realizarte masajes. Mientras estás en la posición tumbada, realiza respiraciones lentas y profundas desde el abdomen para relajar esos músculos.

- Debido a que tu sistema está liberando grandes cantidades de agua, es recomendable que bebas más de lo habitual. Pero no te fuerces a beber, ya que el agua en exceso ejercerá más presión sobre tu organismo.

Como un ataque de diarrea es un mecanismo natural para limpiar el sistema del exceso de desechos, debe considerarse como una curación, y no como una enfermedad. Si sufres de ataques regulares o prolongados de diarrea, significa que tu sistema no puede gestionar la cantidad de desechos que produce.

- Si sufres de diarrea crónica, párate a observar tu producción de desechos en la vida, es decir, cuánta energía en exceso estás consumiendo en tu día a día, que es la que está produciendo tal cantidad de residuos en su combustión. Cuanta más tensión haya en tu vida, más residuos de desecho habrá en tu sistema.

Lo normal es que la energía necesaria para las actividades celulares se *queme* de una manera limpia, eficiente, dejando solo pequeños residuos perfectamente reciclables. Sin embargo, en situaciones conflictivas de vida, por ejemplo, cuando hacemos algo sin quererlo en realidad, o cuando fabricamos pensamientos que no sentimos, resulta que esa quema de energía en nuestro sistema no mantiene una estabilidad, sino que a veces disminuye y, de repente, reavivamos demasiado el fuego. Los desechos producidos en esos procesos de combustión tan irregulares son demasiado grandes y de una consistencia diferente, así que nuestro sistema no puede reciclarlos de la manera adecuada. Son estos desechos los que se acumulan, y tendremos que expulsarlos de nuestro cuerpo si no queremos envenenarnos con ellos.

- Si tu sistema digestivo funciona mal, solo podrás arreglarlo cambiando tu actitud ante la vida, cambiando tu manera de vivir el día a día y eliminando las presiones en tu entorno cotidiano.

Dolores de cabeza

Se dice que los dolores de cabeza pueden tener muchas causas físicas. En realidad, los dolores de cabeza tienen su origen en una sobrepresión en ciertas partes del sistema nervioso central. En qué tejido se manifieste esa sobrepresión no es la cuestión más importante. La causa del dolor de cabeza es siempre *demasiada presión*.

Si sufres dolores de cabeza, es fundamental que te preguntes *qué* es esta presión, identificarla, y no tanto averiguar *quién* o *qué* la está provocando. Esto es más decisivo todavía si resulta que estás en condiciones de distanciarte de la persona o de la situación de la que sientes que proviene la presión.

Aun así, debes ser consciente del hecho de que muy a menudo somos nosotros mismos los que nos ponemos mucha presión encima. La mayoría de las veces, todo lo que necesitamos hacer es identificar la presión y luego cambiar nuestra actitud hacia ese aspecto de nuestra vida.

- Respira lentamente y relájate.
- Ponte hielo en la frente y en la nuca.
- Reduce los estímulos sensoriales.
- No permitas que esa situación particular que hayas logrado identificar, continúe ejerciendo tanta presión en tu vida, en tu sistema. Tú tienes el control de cómo responder a cualquier situación que se presente en tu vida.

Dolores dentales

Se cree que la caries, la formación de agujeros en los dientes, es la responsable del dolor y de la sensibilidad al frío y al calor. Esto no es cierto en absoluto. El dolor y la sensibilidad dental son una señal del sistema nervioso. Siempre es así. El material dentario, propiamente dicho, no posee terminaciones nerviosas, así que no puede provocar tales sensaciones. No hay terminaciones nerviosas que puedan ser presionadas o sufrir irritación dentro del tejido que forma el diente.

Cuando tenemos un gran agujero en un diente o en una muela que llega hasta las terminaciones nerviosas presentes en las raíces, es muy poco probable que esto cause mucho dolor o irritación. Para que esto sucediera, esas terminaciones nerviosas tendrían que estar experimentando una sobrepresión, pero dado que la zona cariada deja de ser una zona cerrada (ahora hay un agujero), cualquier inflamación y mucosidad tendrá una salida a través de la abertura y, por tanto, no podrá tener lugar una sobrepresión en el tejido.

- Los agujeros en los dientes no son los causantes del dolor dental. Desde el punto de vista de la salud, no necesitas ocuparte de una caries.

Casi todas las sensaciones dentales tienen su origen en las terminaciones nerviosas de las encías, no en los dientes. Una hinchazón en una encía será la causante de esas sensaciones alteradas de dolor y sensibilidad. Esto ocurre cuando las terminaciones nerviosas se irritan *in situ*, debido a una inflamación local.

- Puedes reducir la sensibilidad al frío y al calor, así como cualquier sensación de dolor, masajeando las encías varias veces al día con un poco de aceite.

- Una buena rutina diaria, al levantarte por la mañana y antes de acostarte por la noche, sería que te enjuagases la boca con una cucharadita de aceite. Permite que el aceite circule por tu boca durante unos cinco minutos antes de escupirlo.

Un nervio puede también irritarse y sufrir presión en cualquier otro punto de su recorrido, desde su salida de la médula espinal —en las vértebras— hasta su terminación. Es en esta zona final donde se producirán las sensaciones alteradas. Los nervios que llegan a las encías y a los dientes de la mandíbula superior e inferior atraviesan una región muy estrecha junto a la articulación temporomandibular, que es donde la mandíbula se une al cráneo por delante de las orejas. Puedes localizar esta articulación introduciendo un dedo en el canal auditivo y luego abriendo y cerrando la boca. Es en este nivel donde se produce la mayor parte de la irritación que nos provoca esas sensaciones alteradas dentro de la boca.

- Masajea con presión el área que rodea la salida del canal auditivo, justo por delante de las orejas, tan a menudo como puedas. Cualquier exceso de presión sobre un nervio puede reducirse ejerciendo aún más presión sobre el área problemática.
- También puedes masajear con presión un poco más adelante, en la línea de unión de la mandíbula con los pómulos.

La caries dental es principalmente un resultado directo de la particular estructura dentaria de la persona, de su constitución, seguida de la elevada presión que los dientes deben soportar a lo largo de toda su vida útil. El cepillado de los dientes no evita de una manera significativa la aparición de una caries. No se puede cambiar la debilidad constitucional de la estructura dentaria de un individuo, pero sí se puede tratar de reducir la presión de trabajo entre los maxilares superior e inferior. Si tus dientes ya han sufrido daños, esta acción preventiva no va a evitar que sigan deteriorándose, pero al menos lo harán a un ritmo más lento.

Envenenamiento

Un envenenamiento accidental no supone un gran problema en la vida cotidiana. La Naturaleza maneja continuamente material *inapropiado*, ya sea inhalado o ingerido. En casi todas las ocasiones, el problema se resolverá siempre y cuando le demos al cuerpo el tiempo y el espacio necesarios para abordar el problema. Esto significa que cuando nos demos cuenta de que estamos sufriendo un envenenamiento, será fundamental dejar de invertir energía en otros lugares y hacer de la limpieza una prioridad. Esto se consigue deteniendo toda actividad.

- Descansa, no comas ni bebas nada, excepto si sientes la necesidad de hacerlo. En tal caso, al principio solo deberías beber líquidos simples.
- Permite que los vómitos y la diarrea sucedan de manera natural.
- Si la ingestión del veneno ha sido reciente, es bueno provocar el vómito. Esto se puede lograr accediendo con los dedos o con algún instrumento a la parte posterior de la garganta (lo cual activa el reflejo del vómito), o también bebiendo agua salada.
- Tras la intoxicación, es aconsejable guardar un tiempo de ayuno para que el organismo pueda

eliminar los restos no deseados y restablecer su equilibrio natural.

Erupciones cutáneas

La piel es el órgano de excreción más grande del cuerpo. También es el único órgano de excreción que se ocupa de todo tipo de productos de desecho: gases, desechos solubles en agua y desechos solubles en grasa. Se trata de un sistema de emergencia para sacar lo antes posible al exterior los residuos acumulados dentro del cuerpo. Siempre que esto sucede, el aspecto de la piel cambia. Es por ello que toda erupción cutánea es la manifestación de que el cuerpo está deshaciéndose de sustancias no deseadas. Este proceso se inicia de manera espontánea, lo que significa que es el propio sistema el que decide iniciar la eliminación a través de la piel al detectar demasiados desechos interfiriendo con el funcionamiento normal de algún órgano. Esta eliminación ayuda a limpiar el sistema interno y, por tanto, a mejorar el funcionamiento del organismo.

- Puedes usar calor para estimular la excreción de desechos a través de la piel.
- Si bebes más agua, también ayudarás a tu sistema con los desechos hidrosolubles.

- La aplicación de aceite sobre la piel, por ejemplo, en un eccema, en una verruga o si hay sequedad de la piel en general, también ayuda en la excreción de desechos liposolubles.

Las erupciones cutáneas pueden provocar una serie de síntomas desagradables, como picazón, sequedad, inflamación, hinchazón, enrojecimiento y dolor. Son señales que nos avisan de que estamos teniendo un problema con la gestión de los desechos. Si estimulamos la excreción aplicando calor, estaremos, en efecto, acelerando la tasa de eliminación de esos desechos, pero también estaremos aumentando la intensidad de los síntomas.

- Si la inflamación o el dolor son demasiado intensos, aplica compresas frías.
- Realiza masajes con aceite. O, simplemente, aplica aceite sobre la piel, ya que esto ayudará a mantenerla húmeda y, además, suministrará a las células sustancias esenciales que les posibilitará un mejor funcionamiento. Lo más recomendable es el gel puro de aloe vera, el aceite de caléndula o el aceite de coco, ya que son refrescantes.
- Ante erupciones cutáneas del tipo que sea, lo mejor es mantenerlas expuestas al aire y no taparlas. Esto

> permitirá que los productos de desecho excretados salgan y sean eliminados con rapidez. Si hiciera falta vendar la zona, aplica antes mucho aceite sobre esa piel.

La inflamación supone la excreción de productos de desecho solubles en agua. Otras erupciones cutáneas, como las verrugas, donde no hay signos de inflamación, son el resultado de la excreción de productos de desecho solubles en grasa. En este último caso, es aún más importante añadir aceite a la piel, pues hace falta proporcionarle la grasa extra que necesita para poder excretar este tipo de desechos liposolubles.

La causa profunda de un problema repetido de erupciones cutáneas, del tipo que sea, es una sobreproducción crónica de desechos en el organismo.

- Si tienes un problema de erupciones cutáneas recurrentes, debes realizar cambios en tu manera de vivir, en tus creencias arraigadas y en tu actitud hacia la vida. Es necesario que analices las presiones que están llegándote desde el exterior y que tomes las decisiones adecuadas para reducirlas en tu entorno vital.

Estreñimiento

La definición médica de estreñimiento no involucra el factor tiempo. No existe una *regularidad* en las deposiciones, ya que cada persona tiene su propia rutina, que para algunos es muy regular y para otros muy irregular. La palabra *estreñimiento* significa sencillamente que las heces son duras, secas y difíciles de evacuar. La formación de unas heces húmedas y deslizantes es posible gracias a la presencia de sustancias grasas o aceitosas en el intestino. Esto es más importante aún que el contenido en agua, ya que el agua es útil sobre todo para movilizar los productos de desecho.

Sí, necesitamos fibra en nuestra dieta, pero solo si está en un equilibrio natural con el agua de los propios alimentos o, al menos, con agua *viva* que podamos ingerir (no embotellada ni del grifo). Consumir más fibra de la necesaria hará que esta absorba agua y aceite. Estos *humectantes*, pues, dejarán de estar disponibles en los tejidos que recubren el intestino y, por tanto, las probabilidades de acabar con estreñimiento aumentarán de manera significativa.

- Consume frutas más jugosas, sobre todo durante el verano. En general, ingiere alimentos más acuosos, como sopas o purés, que aportan tanto agua como fibra.

- Incrementa el consumo de grasas y aceites. No solo vegetales, sino también grasas animales, las cuales, al ser más pesadas y estables, constituyen un potente vehículo para eliminar del cuerpo los desechos pesados solubles en grasa.
- Otra forma de añadir más aceite y grasa al cuerpo es a través de la piel. Masajea tu abdomen al menos una o dos veces al día utilizando aceites puros, no adulterados, como el aceite de sésamo, el aceite de almendras o incluso el aceite de oliva. A continuación, ponte una bolsa de agua caliente sobre el abdomen.

Una dificultad en la evacuación de las heces cuando estas no son especialmente duras o secas, suele tener su origen en una débil motilidad del intestino. La contracción de un determinado segmento intestinal y la relajación del siguiente segmento, combinadas, permite el movimiento de las heces hacia adelante. Una falta de contracción en alguno de esos segmentos resultará en una falta de movimiento de los desechos. Esta debilidad muscular podría estar ubicada en el segmento superior del intestino, pero la realidad es que casi siempre se debe a la presencia de una excesiva tensión residual en los músculos intestinales del segmento inferior. Si falta relajación en el segmento que debe recibir las heces, el movimiento fluido hacia adelante se verá muy dificultado. Por tanto, necesitamos relajar los músculos intestinales.

- Masajéate el vientre.
- Aplícate calor sobre el vientre.
- Respira lenta y profundamente con involucración de los músculos abdominales. Presta especial atención a la exhalación.
- Mueve, en general, toda la zona lumbar, la pelvis y el abdomen. Por ejemplo, realiza giros del tronco a izquierda y a derecha, inclinaciones hacia delante y hacia atrás, etc. También es buena idea practicar yoga o taichí.

Fatiga

Una sensación de falta de energía solo se convierte en un problema si se cronifica, es decir, si la persona no consigue recuperarse nunca de su cansancio.

Sentir fatiga tras haber gastado mucha energía es una respuesta natural asociada a la recuperación. El organismo envía el mensaje de que quisiera dejar de seguir quemando tanta energía durante un tiempo. Si la fatiga se prolonga demasiado o incluso si no llega a desaparecer nunca, significa que hay una falta de energía vital básica.

El cuerpo requiere dos cosas para recuperarse: más cantidad de energía y mejor circulación de la energía. Nuestro metabolismo funciona en realidad con oxígeno, no con alimentos. El oxígeno nos proporciona una energía fácil y muy eficiente. Así pues, una respiración adecuada conseguirá elevar el nivel de energía en nuestro sistema. Por otro lado, la energía fluye mejor cuando hay movimiento y, por tanto, demanda de energía. Si padecemos un cansancio crónico es obvio que no podremos permanecer muy activos físicamente para mejorar la circulación de la energía, pero si no nos movemos estaremos dificultando nuestra recuperación.

- Respira lenta y profundamente. Deja espacios de tiempo largos, siempre que te resulten cómodos, entre inhalación y exhalación y entre exhalación e inhalación. Esto permitirá que tu fatigado sistema disponga de más tiempo para absorber el oxígeno en los pulmones. Asegúrate también de mover los músculos abdominales y de elevar la caja torácica todo lo posible en las inhalaciones.

- Cuando estés en movimiento en tu vida cotidiana, procura que tu respiración sea más lenta y profunda de lo habitual. Ajusta la velocidad y la intensidad de tus acciones a tu respiración.

- Trata de comprender por qué has consumido, o consumes habitualmente, tanta energía en tu vida. Realiza a continuación los ajustes necesarios para evitar esas situaciones que tanto te desgastan, o quizá para cambiar tu actitud frente a ellas.

Fracturas

Para que un hueso pueda romperse, hace falta un impacto muy fuerte. No es suficiente un mal movimiento o un pequeño golpe. Un esguince grave, por ejemplo, puede llegar a aflojar o incluso arrancar la capa externa del hueso (en la que el tendón se une al hueso), pero no constituye una fractura ósea. Tampoco lo es una fisura detectada en una radiografía. Un hueso fracturado es un hueso verdaderamente partido en dos o más partes.

En cualquier caso, ante cualquier traumatismo importante lo más prudente es sospechar de una posible fractura de hueso. Oír un crujido o un chasquido no significa necesariamente que se haya roto un hueso. La mayoría de los crujidos o chasquidos están causados por una liberación de tensión acumulada en los músculos.

Hagamos ahora una diferencia entre una fractura obvia y una sospecha de fractura. Si un trozo de hueso atraviesa la piel, significa que el hueso se ha fracturado. Si la forma de un hueso largo — brazos, piernas— se ve alterada, significa que el hueso se ha fracturado. En ambos casos puedes tener la casi completa seguridad de que las dos partes del hueso fracturado no van a soldarse correctamente por sí mismas. Estas son las llamadas *fracturas con desplazamiento*.

- No toques una fractura con desplazamiento, a menos que necesites detener un sangrado abundante. Pon hielo en la zona. No muevas la parte lesionada y no muevas a la persona, a no ser que se encuentre en una situación tal que ponga en peligro su vida. Llama a los servicios de emergencia.

Una *fractura sin desplazamiento* es, en esencia, lo mismo que un esguince en una articulación, con la salvedad de que en la fractura, el impacto sobre el hueso ha sido mucho mayor o bien se ha producido en un ángulo tal que el hueso no ha podido soportar la presión extra. Los médicos creen que necesitan saber con exactitud de qué tipo de fractura se trata antes de intervenir; sin embargo, la mayoría de las veces no hace falta saberlo. Para poder asistir a una persona con una posible fractura ósea, basta con descartar la presencia de un desplazamiento evidente de huesos en la zona lesionada. Si se trata de una fractura ósea *sin* desplazamiento, puedes intervenir sin miedo.

- La inmovilización es la medida de precaución más inmediata también en una fractura sin desplazamiento. No muevas la zona que pueda estar rota. Pensar en cómo inmovilizar de manera improvisada la zona de la fractura —lo normal es con una férula— requiere algo de creatividad. Tendrás que encontrar a tu alrededor alguna especie de tablilla o algo que sirva como base sólida que poder colocar y fijar a lo largo de la fractura, con la ayuda de un vendaje grueso.
- Si el sitio de la fractura está cerca de una articulación, asegúrate de inmovilizar también esa articulación. Si el sitio de la fractura está entre dos articulaciones, entonces asegúrate de que tanto una como la otra tengan el menor movimiento posible.
- El primer tratamiento tras la inmovilización es reducir los síntomas —dolor, hematomas, hinchazón—.

Coloca una bolsa de hielo en la zona lesionada. Esto es posible si la zona fracturada ha sido entablillada (no si los médicos la han escayolado).

Cualquier hueso fracturado sana mejor si el dispositivo utilizado para inmovilizar la zona permite que los músculos puedan realizar al menos pequeños movimientos que estimulen la circulación sanguínea. También debe permitir algo de espacio para la hinchazón. Una escayola impide cualquier movimiento de los músculos, y esto, prolongado durante semanas, alarga el proceso de curación. En tal caso, sería preferible el uso de media escayola, que permite algo de movimiento, aireación, la aplicación de hielo al principio y de compresas calientes en una segunda fase, así como la posibilidad de masajear la zona.

Después de unos días, sobre todo si la fractura no ha sido escayolada, los síntomas comienzan a disminuir y empieza a tener lugar la sanación propiamente dicha, la regeneración de los tejidos rotos.

- Durante la fase de regeneración, mantén la zona bien inmovilizada durante la mayor parte del tiempo. Los movimientos que se requieran deberán estar apoyados en todo momento.

- Aplica calor.
- De vez en cuando, realiza movimientos pasivos mediante palpaciones y masajes en el área circundante, incluso también sobre la misma zona de la lesión. Utiliza aceites simples para estimular la recuperación de los tejidos.
- A medida que las dos partes del hueso roto comiencen a unirse de nuevo y se sienta un poco más de solidez en la zona, los movimientos pueden empezar a ser más activos. Al principio, sin peso. Después, poco a poco, con cargas aumentadas de manera gradual. Lo mejor es dejarse guiar por el *feedback* que uno vaya recibiendo de su propio cuerpo.

Hematomas

Un hematoma es un sangrado dentro de los tejidos. Esto sucede cuando los vasos sanguíneos se dañan como resultado de un traumatismo o de una presión excesiva ejercida sobre los tejidos circundantes, o incluso por la rotura espontánea de alguno de los vasos. De cualquier modo, mientras un vaso sanguíneo permanezca roto, la sangre de su interior se filtrará a los tejidos de alrededor y se irá acumulando en ellos. Cuanto mayor sea esa acumulación de sangre, más presión ejercerá esta sobre los tejidos, lo que podría agravar el daño.

La prioridad en una hemorragia aguda es detener lo antes posible la fuga de sangre del vaso sanguíneo. Hay dos formas de lograr esto:

- Ejerciendo presión sobre el sitio de la lesión.
- Aplicando hielo.

Tras presionar la zona un rato, es buena idea continuar la intervención aplicando hielo. O bien hacer ambas cosas a la vez:

- Aplica la bolsa de hielo y apriétala contra el hematoma ayudándote de una venda bien ajustada. El sangrado puede tardar hasta veinticuatro horas en cesar por completo. A continuación, hay que pensar en la reabsorción de la sangre extraída.

El cuerpo comenzará a descomponer la acumulación de sangre, a reabsorber sus elementos y a reciclarlos. Para que este proceso suceda, el organismo dirigirá tanta sangre como pueda al sitio lesionado. Como las células y los nutrientes necesarios para realizar el trabajo han de llegar a través de la circulación, se iniciará entonces un proceso de inflamación. Es necesario abrir los vasos sanguíneos tanto como sea posible. La aplicación de calor ayudará mucho en esto y acortará el tiempo de reabsorción de la sangre acumulada.

- En la fase de recuperación, aplica calor al hematoma.

Cualquier cosa que interfiera con el mecanismo natural de coagulación de la sangre provocará una hemorragia interna prolongada. Esto significa que el sistema necesitará más energía para reabsorber el hematoma, y también que la presión sobre los tejidos circundantes será mucho mayor, lo que podrá causar aún más daño. Los medicamentos anticoagulantes son causa de hematomas extensos y de hemorragias internas peligrosas en una variedad de órganos, incluidos órganos vitales como el corazón y el cerebro.

Hemorragias nasales

Las hemorragias nasales espontáneas se producen como resultado de una alta presión en la región de nariz, ojos y oídos. El sangrado ayuda a liberar parte de esa presión y, por lo tanto, a prevenir cualquier posible daño en tejidos más profundos.

Para detener una hemorragia nasal, haz lo siguiente:

- Inclina la cabeza hacia adelante. De esta manera, la sangre podrá fluir libremente y no se acumulará en la parte posterior de la garganta.
- A continuación, pinza tus fosas nasales con tus dedos pulgar e índice y mantén la presión durante un buen rato, hasta que se detenga el sangrado.
- Si el sangrado no se detiene, entonces suénate la nariz y vuelve a empezar con el procedimiento.

Si esas hemorragias nasales sucedieran con cierta frecuencia, estarían revelando un problema de sobrepresión constante, que habría que analizar y tratar desde un punto de vista holístico.

- Puedes solucionar el problema de sobrepresión que origina las hemorragias dedicando tiempo, todos los días, a ejercer presión en toda la parte posterior del cuello y borde inferior del cráneo, así como por detrás y alrededor de las orejas.
- Si quieres comprender la causa profunda de tus hemorragias nasales recurrentes, es necesario que en primer lugar te pares a observar qué es lo que está generando tanta presión en tu vida. A continuación, debes abordar esas cuestiones.

Dado que este síntoma de sobrepresión tiene lugar en la cabeza, es muy posible que parte del problema tenga que ver con *estar demasiado en la cabeza*, en la mente, es decir, con pensar demasiado, con *darle demasiadas vueltas a la cabeza*, con *explotarle a uno la cabeza*. Una persona con una gran responsabilidad, como el jefe de una empresa, por ejemplo, suele atraer mucha energía a esta parte del cuerpo.

Hemorroides

Las hemorroides son venas varicosas en el suelo pélvico, alrededor del ano (ver «Varices»). La causa de esta sobrepresión, que provoca un agrandamiento de los vasos sanguíneos, tiene lugar en la musculatura del suelo pélvico. Este forma la base sobre la cual se construye el resto de la estructura física.

- Puedes reducir el tamaño de tus hemorroides aplicándote en la zona compresas frías o mediante un baño de asiento con agua fría.
- También puedes recurrir a técnicas osteopáticas o quiroprácticas para intentar reducir la tensión pélvica.
- Dado que tu suelo pélvico constituye la base de tu estructura física, vale la pena que observes con detalle cómo has *construido* tu vida, sobre qué pilares

—creencias— , y que te preguntes seriamente si eso es lo que de verdad quieres para el resto de tu vida.

Heridas

En primer lugar, es probable que una herida abierta sangre. Esto es muy útil para eliminar suciedad y sustancias irritantes. No obstante, un sangrado agudo que no se detiene por sí mismo debe ser frenado para que pueda tener lugar la curación.

Hay dos tipos diferentes de sangrado o, dicho con más exactitud, el sangrado puede tener dos orígenes diferentes. El más común es el que procede de una vena, y se reconoce porque la sangre brota de la herida en un flujo continuo. A veces, sin embargo, vemos brotar la sangre de una forma pulsante a intervalos regulares, y esto indica que procede de una arteria, pues las arterias impulsan la sangre al ritmo del corazón. Las hemorragias arteriales hay que detenerlas de inmediato, ya que suministran sangre rica en oxígeno a los tejidos, que no queremos perder.

- Si el sangrado es profuso, tapona enseguida la herida aplicando presión directa sobre ella con las manos lo más limpias posible. Es la presión directa lo que detendrá el sangrado.

- Si el sangrado es pequeño o superficial, puedes poner una bolsa de hielo.

Una vez detenido el sangrado, es cuando empieza el proceso de curación de la herida.

- Para eliminar posibles partículas de suciedad, deja correr agua limpia sobre la herida. Si no tienes agua a mano, puedes lamerte la herida o incluso permitir que tu perro lo haga; la saliva acelera mucho la curación. Si en la herida hay partículas visibles de suciedad muy pegadas, puedes dejarlas ahí, sobre todo si la mantienes expuesta al aire, sin cubrir.
- Para que una herida abierta cicatrice bien, hay que dejarla expuesta al aire el máximo tiempo posible.
- Cuando es necesario tapar la herida durante un período de tiempo prolongado, por ejemplo, durante la noche, entonces es aconsejable nutrir las células para que estas puedan continuar con el proceso de curación. La mejor manera de nutrirlas y de ayudar a que la herida cicatrice, es aplicando mucha miel sobre la herida antes de cubrirla con el apósito.
- Si la herida presenta inflamación, entonces puedes aplicar aceite de coco, pomada de caléndula o gel

de aloe vera. Pero ten en cuenta que es el proceso inflamatorio lo que hace que cualquier lesión sane. Si la inflamación está muy localizada alrededor de la herida, puedes seguir estimulando el proceso curativo con miel.

La gente, incluidos los médicos, cree que toda herida abierta requiere de una inyección contra el tétanos. Esto no es cierto. La bacteria del tétanos es un organismo anaeróbico, lo que significa que solo puede prosperar en circunstancias en las que no hay oxígeno. Es por esto que lo mejor es dejar la herida expuesta al aire.

En cualquier caso, la única forma en que la bacteria del tétanos puede proliferar es a través de una herida profunda con penetración de materia fecal o podrida. Al extraer el objeto punzante que ha causado la lesión, esa materia contaminada queda dentro de la herida mientras esta se va cerrando por la parte más externa. Cuando la herida se cierra del todo, deja de estar expuesta al aire, y es precisamente en ausencia de oxígeno cuando un organismo anaeróbico, como la bacteria del tétanos, puede proliferar.

Es importante tener en cuenta que lo peligroso es una materia en descomposición que después queda aislada de la atmósfera en los tejidos más profundos, y no una espina de rosa o un clavo oxidado. Aun así, la enfermedad del tétanos no tendrá por qué desarrollarse si el sistema de la persona dispone de energía vital suficiente para deshacerse internamente de esas impurezas que están contaminando los tejidos lesionados.

Hipo

El hipo es el resultado de una contracción violenta y no programada del diafragma (que es el músculo que separa el tórax del abdomen y que interviene en la respiración), seguida de una relajación profunda de dicho músculo. Esto abre y cierra los pulmones. El hipo interrumpe el ciclo respiratorio normal con una respiración superficial, muy corta y muy ineficiente, por lo tanto, es un episodio que no debería prolongarse demasiado. De hecho, lo habitual es que se resuelva en pocos minutos de manera espontánea. Sin embargo, existe una extraña excepción en la que el hipo puede durar horas.

Los nervios se irritan cuando están recibiendo demasiada presión. Esto significa que el nervio que controla el diafragma está sufriendo más presión de la cuenta en algún punto de su recorrido. ¿En cuál? Pues, lo más probable, en la parte superior del estómago. Cualquier tensión nerviosa procedente del estómago puede afectar la función del diafragma, y no solo por reducir el espacio disponible para su descenso hacia el abdomen, sino también por irritar su suministro nervioso.

- Para relajar el músculo diafragmático, debes enfocarte en exhalar lenta y profundamente. Si la irritación del nervio del diafragma está causada por una irritación en los músculos del estómago, entonces también te será de ayuda tomar una bebida caliente.
- Se puede reducir una irritación nerviosa desviando la atención del cerebro. Para ello, existen varios trucos: recibir un susto inesperado, repetir una rima al exhalar, contener la respiración de manera relajada, etc.

Infecciones

Para el sistema médico alopático, una infección es una inflamación en la que se ha «detectado» —según sus métodos de análisis— la presencia de un «patógeno». Así pues, los médicos hablan de *infección* cuando *pueden*, o cuando *creen* que pueden, identificar al agente causante de la enfermedad en el tejido afectado. Cuando no es así, entonces le ponen al proceso el nombre de *inflamación*. Sin embargo, los métodos utilizados para esas supuestas identificaciones no son científicos.

Nadie ha podido identificar nunca un virus en ninguna enfermedad, y nadie ha demostrado nunca que los microbios sean los causantes de ninguna de las enfermedades que la profesión médica considera *infecciosas*. Por otra parte, los virus ni siquiera son entidades vivas, así que nunca pueden ser considerados como microbios o gérmenes.

Dicho esto, los síntomas de una infección son exactamente los mismos que los de una inflamación: hinchazón, enrojecimiento, calor y dolor.

- Trata cualquier infección de la misma manera que harías con una inflamación (ver «Inflamación»).

Infecciones de riñón y vejiga

(Ver «Infecciones») Una necesidad desesperada de orinar y una sensación de ardor al hacerlo son síntomas de una inflamación de la vejiga. Esta inflamación revela el esfuerzo que está haciendo el sistema para deshacerse de una acumulación de residuos.

El material de desecho excretado por los riñones llega hasta la vejiga. Cuando la concentración de desechos en la orina acumulada por la vejiga es elevada, la pared interna de la vejiga empieza a sufrir irritación. Esto conduce a una inflamación que irrita a su vez el tejido muscular. Los músculos irritados se contraen, y esto reduce el volumen de orina que la vejiga puede contener. De ahí, la necesidad de orinar con más frecuencia. Cuanto mayor sea la concentración de desechos en la vejiga, más intensas serán esas contracciones musculares y más frecuente la necesidad de orinar.

Para reducir una concentración elevada de desechos en la vejiga y, por tanto, minimizar los efectos de la inflamación, lo que hace falta es más agua de dilución. Una concentración alta de desechos atrae mucha agua, y una vejiga más llena estimula las contracciones de los músculos de la vejiga para su vaciado, más aún cuando dichos músculos ya están irritados. Esto significa que cuanta más agua disponible haya, con más rapidez serán eliminados los desechos, por un lado, y menor será la irritación y la inflamación, por otro.

- Bebe más agua. Lo mejor es añadirle algo al agua, como zumo de limón fresco o hierbas en infusión, no importa mucho. No te fuerces a beber más de lo que tu cuerpo necesite; si lo haces, estarás sobrecargando tu sistema de eliminación.

- Ponte una bolsa de agua caliente sobre el abdomen.
- Ayuna durante un par de días. Esto es lo mejor.

Los productos de desecho del cuerpo pueden acabar acumulándose en los filtros que constituyen los riñones. Estos órganos, además de la formación de los cálculos renales, son también los responsables de las llamadas *infecciones renales*, que pueden ser también muy dolorosas. Es importante resaltar aquí que la mayoría de los dolores producidos en la parte media de la espalda no están causados por los riñones, sino por la presión sobre cierto nervio que sale de la columna vertebral en la zona inferior de la región torácica. Por otro lado, no es posible *sentir* los riñones por la parte de la espalda, pues su ubicación es profunda en el abdomen, más bien por la parte delantera.

- Bebe más agua (ver en lo recomendado para la vejiga).
- Ponte una bolsa de agua caliente en el abdomen y otra en la espalda.
- Ayuna de tres a cinco días.

Infecciones de oído, nariz y garganta

(Ver «Infecciones») Una infección —o inflamación— en las vías respiratorias altas suele dar lugar a síntomas como congestión —mucha mucosidad—, tos, fiebre y sensación de ardor o picazón en la garganta. Para eliminar el moco o el pus, nos sonamos la nariz o lo escupimos desde la garganta — incluso lo tragamos—.

Existe la posibilidad de que esa hinchazón con producción de moco/pus provoque un dolor muy intenso en el oído. El oído está aislado del mundo exterior por el tímpano, que es impermeable al agua y la mucosidad. El resto del órgano de la audición está rodeado por el tejido óseo del cráneo. Cualquier aumento de presión en la zona, afectará a las terminaciones nerviosas del oído dando lugar a ese intenso dolor tan característico.

- Si tienes una *infección* de oído grave, debes colocarte una bolsa de hielo en el lado de la cabeza correspondiente. También es bueno que te hagas masajes con presión en la zona que rodea al canal auditivo, para así estimular el suministro de sangre y conseguir que las terminaciones nerviosas reduzcan su sensibilidad. Esto ayudará a que los tejidos realicen mejor su función, que, en este caso, es principalmente la de aclarar el pus y la mucosidad.

- Si tienes una sensación de ardor en la garganta, puedes tomar bebidas heladas, chupar un cubito de hielo o comerte un helado. Si no tienes esa sensación de quemazón, entonces lo más probable es que el problema tenga su causa en una acumulación de moco (ver «Problemas respiratorios»).

- Para eliminar la mucosidad de la nariz, puedes lavar tus fosas nasales haciendo pasar por su interior un buen chorro de agua salada con la ayuda de algún utensilio adecuado para ello. También puedes enjuagarte la boca muchas veces al día con aceite —de oliva, de almendra, de nuez, de sésamo…—, y luego escupirlo.

Inflamación

El proceso inflamatorio está bien definido para el sistema médico. Tiene cuatro síntomas que deben estar presentes para que la manifestación clínica pueda ser denominada *inflamación*, que son dolor, enrojecimiento, hinchazón y calor. Estos síntomas pueden manifestarse localmente o bien de una manera más generalizada en el organismo. Se produce de una forma espontánea, proviene del interior del cuerpo y es activada por el propio cuerpo, por la Naturaleza misma. Así, podemos concluir que el proceso inflamatorio es una herramienta esencial que utiliza la Naturaleza como uno de los procesos de mantenimiento de la salud. Verlo como un problema, o peor aún, como la causa de un problema, es no darle a la Naturaleza la confianza que merece.

Esta actitud de rechazo hacia los procesos inflamatorios obvia el hecho de que el mundo de los seres vivos existe desde hace nada menos que 3800 millones de años, mientras que la humanidad ha decidido poner a la inflamación en el banquillo de los acusados desde hace tan solo una centuria. Sin embargo, la especie humana, como todos los seres vivos en general, nos las hemos arreglado muy bien sin esta reciente perspectiva.

Se trata, pues, de comprender qué es una inflamación y por qué la Naturaleza utiliza este patrón de reacciones en ciertas circunstancias bien definidas.

De entre los cuatro síntomas de la inflamación, pudiera parecer que el aumento de la temperatura en los tejidos es el elemento clave. Un aumento de la temperatura hace que los tejidos se vuelvan más ligeros, menos compactos, menos densos. Al hincharse, con ellos se abren también las arterias, lo que provoca el enrojecimiento. En la misma medida en que aumenta el volumen, aumenta también la presión sobre el área circundante, lo que puede provocar dolor si las terminaciones nerviosas se ven afectadas por esa presión. Sin embargo, es el propio sistema el que hace que todo esto suceda. Entonces, la pregunta es: «por qué».

La inflamación afloja, distiende los tejidos, por lo que permite que haya más espacio para que la energía —agua, sangre, impulsos nerviosos— fluya a través de ellos. Esta energía extra, esta nutrición extra estimula la función de las células, posibilita que trabajen mejor. Así pues, la inflamación es un proceso que permite que los tejidos funcionen de una manera más eficiente que antes, ayuda a que se regeneren y vuelvan a la normalidad.

Además, aumentar la temperatura de los tejidos es como iniciar en ellos un incendio para ayudar a *quemar* el material no deseado. Cualquier material no deseado podemos denominarlo *producto de desecho* o *residuo*. Así que otra forma de pensar en un proceso inflamatorio es imaginando una hoguera que va quemando esos productos de desecho dentro de los tejidos.

Ahora tenemos dos opciones: o bien sofocar ese fuego o bien avivarlo.

- Si decides reducir una inflamación, necesitarás aplicar frío. Si se trata de una inflamación local, coloca compresas frías en la zona. Si se trata de un proceso inflamatorio más generalizado, trata de enfriar tu cuerpo, por dentro y por fuera.
- Si decides favorecer la inflamación, y por tanto el proceso curativo, entonces aporta calor al cuerpo, ya sea de manera general y/o local. De esta manera, estarás ayudando a tu sistema a completar su proceso de sanación de una manera más rápida y eficiente.

Debes conocer ambos métodos de intervención en el proceso natural de una inflamación, para que así puedas hacer una elección consciente en función de la situación concreta en la que te encuentres. Si decides suprimir los síntomas, reducir la inflamación, no te preocupes, tu sistema acabará encontrando la manera de deshacerse del material no deseado. Pero al menos, ten siempre en cuenta lo que tu sistema trata de hacer cuando activa un proceso inflamatorio, que es eliminar desechos y favorecer la regeneración de los tejidos. Así, quizá un día prefieras ayudar a tu sistema en ese cometido.

- Para acelerar los procesos de limpieza y regeneración de tu organismo, puedes hacer un ayuno con mucho aporte de calor y con buenos masajes sobre las áreas afectadas.

Dado que la inflamación ocurre de manera espontánea como respuesta natural a una situación amenazante, cuando dicha situación queda resuelta, el proceso inflamatorio también se detiene de manera espontánea. No es intención de tu proceso inflamatorio el causarte daño alguno. Todo lo contrario. Lo que intenta es ayudarte a sanar en una fase temprana de una enfermedad o de un desequilibrio en tu sistema. Tú puedes apoyar dicho proceso, si así lo decides.

Picaduras de insectos

Esos pequeños puntos rojizos, ligeramente hinchados y con una parte central más elevada que a veces se ven en la piel, suelen ser considerados picaduras de insectos, sobre todo de mosquitos, que es lo más habitual, aunque también puede tratarse de picaduras de hormigas, de avispas, incluso de arañas, garrapatas, etc. En realidad, no importa qué bicho lo haya causado, ni siquiera importa si ha sido un bicho el culpable o no. Lo relevante es que se trata de pequeños puntos de inflamación en la piel, y su mayor inconveniente es la picazón tan molesta que provocan. Una sensación de picor es un mensaje de las terminaciones nerviosas que indica que están vibrando más de lo normal. Este es el resultado directo de una inflamación muy localizada. Y una inflamación no es otra cosa que un proceso de calentamiento que inicia el organismo para eliminar productos de desecho. Es parte de un proceso de sanación, de un proceso de limpieza (ver «Inflamación»).

Para reducir la inflamación, y con él el picor, es necesario evitar que las terminaciones nerviosas vibren tanto:

- Ejerce presión en el sitio.
- Pon compresas frías en el sitio.
- Cualquier crema, loción o poción con efectos refrescantes, como el gel de aloe vera, una pomada de manzanilla o el aceite de coco, también ayudará contra la irritación.

Si, por el contrario, decides estimular la inflamación y, por tanto, acelerar el proceso de limpieza:

- Aporta calor al sitio. Ten en cuenta que el calor podrá intensificar la sensación de picor, ya que aumentará la inflamación.

Lo que se suele considerar como picaduras de insectos, la mayoría de las veces no lo son. Se trata de pequeñas erupciones cutáneas, iniciadas desde el interior y destinadas a eliminar una pequeña acumulación local de residuos. Esto, sin embargo, puede desencadenar una reacción más generalizada, ya que se le recuerda al sistema que hay una acumulación de desechos. Un individuo que es picado por un insecto —una avispa *enojada*, por ejemplo—, pero que no tiene desechos acumulados en su organismo, no va a mostrar una reacción inflamatoria a la picadura, o esta será muy leve.

Problemas menstruales

La menstruación es un ciclo muy armónico que manifiesta enseguida cualquier situación de desequilibrio. Puede considerarse como un sistema de alarma temprano, sobre todo en lo que a la estructura y la función de la pelvis se refiere. Un exceso de presión que tenga lugar en esta zona, puede llegar a perturbar de manera grave ese equilibrio tan delicado.

La menstruación es un ciclo muy importante, ya que forma parte de los mecanismos de limpieza femeninos para eliminar productos de desecho de la zona pélvica. Cuando este proceso se ve alterado, se produce una acumulación de material de desecho en un período de tiempo relativamente corto, lo cual tiene graves consecuencias.

La sobrepresión dentro de la pelvis puede provocar una amplia variedad de síntomas, dependiendo del tipo de tejido que esté soportando una mayor presión. Por ejemplo, si se trata de los vasos sanguíneos, el sangrado será más abundante, más prolongado o más frecuente de lo habitual. Si se trata de los músculos, se producirán calambres dolorosos. Si se trata de las glándulas, podría tener lugar una infertilidad.

La causa más frecuente de problemas menstruales es la existencia de una presión excesiva y constante en la región de la pelvis. Esta es una situación importante a tener en cuenta, ya que la pelvis forma la base física sobre la que construimos nuestra vida como *dignos* miembros de la especie humana. Si estás haciendo uso de una considerable presión en tu vida para poder mantener *la rectitud*, para estar *a la altura de las circunstancias*, para poder ir *con la cabeza bien alta* en medio de las presiones del mundo exterior, lo mejor es que examines tu vida y averigües qué es lo que tu entorno te está exigiendo, tal como tú lo percibes y lo experimentas. A continuación, debes realinear tu vida con tus propias necesidades internas, lejos de las creencias impuestas desde el exterior que hayas podido asumir como propias.

- Ponte calor en el vientre para aliviar los calambres abdominales.
- Descansa. Acuéstate y respira lenta y profundamente, dirigiendo el aire hacia tu pelvis.
- Masajea tu bajo abdomen con presión, varias veces al día si es necesario.
- Suéltate, afloja tu cuerpo, relájate. A nivel físico, realiza movimientos pélvicos diferentes, incluyendo movimientos de torsión y de inclinación desde la pelvis. Y, más importante aún, a nivel mental, distánciate de las creencias y las convicciones aprendidas, ábrete a ideas diferentes y desafiantes sobre la vida.

Problemas respiratorios (asma, congestión)

La estructura del sistema respiratorio es muy sencilla. Unos glóbulos muy pequeños, los llamados *alvéolos pulmonares*, forman juntos otros más grandes, que se unen a su vez para formar otros aún mayores, y así sucesivamente. Esto proporciona una superficie de intercambio gaseoso cada vez más extensa. Por otro lado, cada glóbulo se conecta con los demás a través de un pequeño conducto, y todos los conductos se van uniendo hasta formar la tráquea, que es la conexión de los pulmones con el mundo exterior. La tráquea termina en la parte inferior de la garganta, donde se encuentra también la entrada al sistema digestivo por el esófago. En la parte superior de la tráquea y el esófago hay una válvula que abre y cierra uno u otro conducto, según se necesite. Mientras se está inhalando aire, la válvula mantiene cerrado el esófago para que el aire pase por la tráquea hacia los pulmones, pero si se está ingiriendo comida o bebida, la válvula cierra la tráquea de manera momentánea —al tragar— para que el alimento o el líquido entre en el tubo digestivo hacia el estómago. Todo el conjunto de glóbulos de intercambio gaseoso constituye los pulmones. Los pulmones están adheridos a la caja torácica, y también a un músculo muy grande en forma de doble cúpula que se encuentra por debajo, separando el tórax del abdomen, y que se llama *diafragma*.

El funcionamiento del sistema respiratorio se produce gracias a la contracción y la relajación muscular. La caja torácica cuelga desde los hombros, sostenida por músculos, y se abre por la parte inferior y hacia el frente. La parte cóncava del diafragma queda también hacia abajo, hacia el abdomen. En general, cuando los músculos se contraen, se acortan. En el caso de los músculos de los hombros y de los músculos intercostales —entre las costillas—, su contracción da como resultado un movimiento de elevación de la caja torácica que abre el espacio en su interior y que tira del tejido pulmonar hacia arriba y hacia fuera. En el caso del músculo diafragmático, que cuando se contrae desciende, abre el espacio hacia abajo y tira del tejido pulmonar también hacia abajo. Por tanto, las contracciones de todos esos músculos dan lugar a la expansión de los alvéolos de los pulmones. Esta expansión crea una presión negativa en el interior de los alvéolos, que es la que provoca la succión del aire exterior conocida como *inhalación*.

Solo hay dos causas posibles para cualquier problema respiratorio: o bien algo está bloqueando los conductos de entrada, estrechando el espacio para el flujo de aire, o bien son los propios músculos los que no están permitiendo que el espacio pulmonar se expanda lo suficiente. Esto último significa que las contracciones musculares no están consiguiendo desplazar el tejido pulmonar lo bastante como para crear la presión negativa necesaria en su interior, en otras palabras, que no hay suficiente movimiento de pistón para la aspiración del aire.

Los conductos, en general, se mantienen húmedos en todo momento gracias a una mucosidad espesa, viscosa y pegajosa que los recubre interiormente. El propósito del moco es doble. Todos los tejidos funcionan mejor cuando se mantienen húmedos. Además, la humedad *atrapa* enseguida cualquier partícula que haya en el aire entrante, evitando así cualquier posible obstrucción en los pulmones. En circunstancias normales, este moco es reciclado por las propias células de los conductos, pero si la cantidad de moco aumenta mucho o este se vuelve aún más espeso y pegajoso, entonces puede llegar a acumularse demasiado y a estrechar el paso del aire. La causa es siempre la excreción de productos de desecho adicionales por parte de las células.

Así que, o hay más elementos *no deseados* que son arrastrados por el flujo de aire, o hay más desechos producidos por las propias células como resultado del aumento de presión sobre los tejidos, sobre la persona. Más presión significa que habrá que hacer más trabajo para conseguir lo mismo, y por tanto, se necesitará energía extra. La combustión para generar más energía producirá más desechos, que habrán de ser eliminados. Y el vehículo por el que se elimina la mayor parte de los desechos es el agua —moco—.

Una congestión en los conductos pulmonares solo se nota durante el ejercicio. Cuando uno aumenta su actividad física, aumenta también su demanda de oxígeno y, por tanto, el flujo de aire hacia sus pulmones. Si resulta que los conductos de entrada de aire están congestionados, va a resultar mucho más difícil respirar. Esta dificultad provocará tos en un esfuerzo del organismo por intentar desplazar la mucosidad y crear así un mayor espacio para el flujo de aire.

La congestión que con frecuencia solemos notar (sin estar necesariamente haciendo ejercicio físico), no es en los conductos pulmonares donde tiene lugar, sino en la nariz y en la parte posterior de la garganta, llegando incluso hasta la parte superior de la tráquea. Es decir, fuera de los pulmones.

Esta congestión provoca el estrechamiento o incluso el bloqueo de los conductos nasales, lo cual nos obliga a respirar por la boca. Y esta no es nuestra respiración natural en estado de reposo. Durante el día, en posición erguida, la mucosidad resbala por la parte posterior de la nariz hasta la garganta. Si no la escupimos por la boca, seguirá descendiendo hasta la parte superior de la tráquea. En este punto, se abre la válvula del esófago y continúa hacia el sistema digestivo, donde es reciclado.

- Es más fácil eliminar una mucosidad espesa y pegajosa si la hacemos más ligera y fluida. Para eso funciona muy bien el calor. Podemos respirar aire caliente, preferiblemente muy húmedo. Si tu cuarto de baño es pequeño, puedes llenarlo de vapor abriendo el agua caliente. Quédate ahí con la puerta cerrada y empieza a respirar de manera lenta y profunda. Otra forma de conseguir aire caliente y húmedo para respirar es utilizando un recipiente con agua hirviendo y cubierto con una toalla grande. Mete la cabeza bajo la toalla y respira el vapor, preferiblemente por la nariz. Puedes añadir al agua caliente eucalipto, mentol o alcanfor.

Todos los demás problemas respiratorios, incluido el asma, tienen un origen muscular. Todos los músculos tienen un rango de contracción limitado, ya que están unidos a algo tan sólido como son los huesos. Los músculos pueden contraerse hasta cierto punto, y no más. Si los músculos están siempre con mucha tensión, incluso en reposo, y nunca consiguen relajarse del todo, entonces el rango de movimiento para su contracción funcional quedará muy limitado. En lo que respecta a los músculos del sistema respiratorio —músculos de los hombros, músculos intercostales y diafragma—, cuanto menor sea la contracción muscular, menor será también el desplazamiento del tejido pulmonar que esos músculos lograrán y, por tanto, menor será la presión negativa resultante tan necesaria para la succión de aire hacia los pulmones. La respiración se verá, pues, dificultada. Los hombros se levantarán todo lo posible para compensar la falta de expansión de los pulmones, pero su posición inicial, en el modo de reposo, es ya muy alta debido a la tensión constante en los músculos. De la misma manera, el diafragma tirará hacia abajo para tratar de conseguir una mayor capacidad pulmonar por ese otro lado, pero igualmente, debido a su estado de contracción permanente por no lograr nunca una relajación completa, se encuentra ya en una posición muy descendida en estado de reposo. Así que la respiración no mejorará demasiado.

- Para mejorar de verdad la respiración, es indispensable relajar todos esos músculos. Si nos concentramos en exhalar con mucha lentutud, conseguiremos poco a poco nuestro objetivo.
- Un masaje y la aplicación de calor en la zona de los hombros y de la caja torácica, pueden ser también de mucha ayuda.

Quemaduras

Hay varios grados de quemaduras, pero lo que hay que tener claro aquí es el efecto real que el calor puede provocar en los tejidos vivos. En primer lugar, un calor intenso desencadena un proceso inflamatorio con los típicos signos de hinchazón, enrojecimiento, calor y dolor. Esto puede progresar hasta la formación de ampollas, cuyo propósito no es otro que el de enfriar los tejidos subyacentes y evitar que el calor se propague hacia capas más profundas. Si el ardor continúa, los tejidos comienzan a verse secos, chamuscados y, por último, ennegrecidos, lo que es ya el signo de la muerte completa de esos tejidos. Esta fase conlleva complicaciones graves y potencialmente mortales, que requieren servicios de emergencia especializados de inmediato.

Nuestra principal preocupación son las fases del proceso inflamatorio. Aquí, la inflamación de los tejidos no es una reacción curativa espontánea, sino que se trata de un exceso de calor originado por una fuente externa.

- Lo primero que hay que hacer es enfriar la piel de inmediato, ya sea pasándola por agua fría o usando hielo envuelto en un paño mojado.

Cuando la quemadura haya dejado de difundir calor hacia los tejidos subyacentes, es cuando podrá comenzar el proceso natural de curación. Hay que tener en cuenta que esa transferencia de calor dura mucho más tiempo de lo que uno se cree. Se debe respetar un largo período de enfriamiento, al menos de veinticuatro horas. Cuando tengamos la seguridad de que ya se ha eliminado el calor de los tejidos, es cuando podremos enfocarnos en su curación (ver «Heridas»).

- La particularidad de las heridas por quemadura es que están causadas por calor intenso e inflamación, y esto hace imprescindible el uso de aloe vera, de aceite de coco, de pomada de caléndula, de mantequilla o de cualquier otro tipo de ungüento que sea capaz de mantener los tejidos frescos, a la vez que de nutrirlos y estimular su regeneración.

- Para las ampollas, mi recomendación es dejar que revienten solas cuando estén listas para hacerlo. Mientras tanto, lo más adecuado es protegerlas con una venda y aplicar abundantes aceites refrescantes.

- Cuando las quemaduras empiezan a curarse, la piel se seca. Es imperativo aplicar entonces aceites más nutritivos que estimulen la regeneración celular, como aceite de sésamo, aceite de almendras y otros aceites de semillas, o incluso aceite de oliva. En esta etapa se debe dejar la piel expuesta al aire el máximo tiempo posible.

Tics nerviosos

Cualquier movimiento involuntario y sin control de una parte específica del cuerpo puede ser considerado un tic nervioso. Los tics ocurren normalmente cuando la persona está *en reposo*, y están motivados por una irritación del nervio que controla la parte del cuerpo que es objeto del tic. En realidad, *irritación* no es el término correcto para describir lo que sucede, ya que un nervio se sobreexcita cuando está bajo una elevada presión de manera continuada. Esta sobreexcitación hace que cualquier ligero impulso desencadene un movimiento que no puede ser anulado de manera voluntaria.

Como los tics son un fenómeno local, debemos buscar algún tipo de sobrepresión sobre la inervación de la zona afectada. Los movimientos involuntarios de las piernas o de los pies tienen su origen en un exceso de presión en la zona de la pelvis o las caderas. Otros puntos de sobrepresión pueden estar situados al nivel de los hombros para los tics que involucran brazos y manos, o bajo el borde del cráneo —zona superior de la nuca— para los tics faciales.

- Puedes reducir una sobrepresión local de tres maneras: ejerciendo aún más presión sobre la zona —si es posible acceder a ella—, aplicando hielo y concentrándote en una respiración lenta y profunda. Para esto último, debes tratar de exhalar tan lenta y profundamente como puedas. Si, además, sabes dónde está localizado el punto de sobrepresión que está afectando a la inervación de la zona del tic, puedes reducir ese exceso de presión enviando de manera consciente un mensaje de *soltar*, de *dejar ir*.

Aprender a relajarse a un nivel profundo es una parte esencial de la recuperación. Este aprendizaje debe realizarse en condiciones de calma, y hace falta practicar mucho para llegar a adquirir un control consciente sobre esos movimientos del cuerpo.

Torceduras y esguinces

Una torcedura o un esguince es una lesión accidental que ocurre en una articulación mientras esta se encuentra en movimiento. Cuando ese movimiento voluntario resulta en una presión excesiva sobre los ligamentos de la articulación, lo que sucederá es que esos ligamentos se estirarán demasiado y el sistema emitirá una señal para detener enseguida el movimiento en dicha articulación. Ejemplos de este tipo de lesiones son una torcedura de tobillo, un esguince de muñeca, un latigazo cervical, etc.

Básicamente, significa que ha habido un exceso de movimiento en la articulación.

Los síntomas son dolor inmediato, hinchazón gradual y posibles hematomas. Esta es una reacción natural del cuerpo para garantizar el *no uso* de la articulación, ya que cualquier movimiento en ella va a resultar muy doloroso, y también para restringir el movimiento de la misma si se usa, debido a la hinchazón y las contusiones. Al mismo tiempo, esto inicia la fase de curación.

Si reconoces las señales y comprendes que no debes mover la articulación dañada, entonces ya no necesitas esas señales. Esto significa que ya puedes contrarrestar los síntomas, y la primera acción para lograr este objetivo es reducir la hinchazón y los hematomas.

- Pon hielo en la zona de lesión.
- Mantén en alto la articulación lesionada. Debería estar más elevada que la articulación anterior. Por

ejemplo, si se trata de la muñeca, elévala más que el codo; si se trata del tobillo, elévalo más que la rodilla e incluso que la cadera; etc.

A continuación, hay que esperar entre 24 y 36 horas para que la zona de lesión se contraiga y se compacte.

Una vez pasado el efecto inmediato de la lesión, comienza el período de recuperación. El objetivo es entonces que el cuerpo reabsorba cualquier hinchazón y posibles hematomas lo más rápidamente posible, y restaurar la funcionalidad de la articulación. Toda curación requiere de una buena circulación por la zona lesionada, así que necesitamos favorecer esa circulación todo lo posible.

- Durante el período de recuperación, aplica calor a la articulación lesionada.
- Realiza movimientos suaves en la articulación. No añadas peso, no fuerces ningún movimiento y no trates de estirar la articulación *un poco más*. Muévela siempre con mucha suavidad, sin forzar nada.

El movimiento de los tejidos se puede realizar de manera activa o de manera pasiva. Un movimiento activo es el que uno mismo realiza utilizando sus músculos. Un movimiento pasivo es un movimiento asistido desde el exterior, sin que intervengan activamente los músculos de la zona.

- En la fase de recuperación, actúa primero con movimientos pasivos sobre la articulación en todas las direcciones, utilizando las manos tanto para manipular la articulación como para sostenerla con cuidado. Puedes, asimismo, realizar masajes con un aceite simple —aceite de coco, aceite de oliva, aceite de almendras, aceite de sésamo— para facilitar el deslizamiento de las manos sobre la piel y el movimiento de los tejidos superficiales.

- Poco a poco, la articulación se irá recuperando, se irá deshinchando y el dolor irá desapareciendo. Entonces, podrás ejercer más presión durante los masajes e incluso aumentar el rango de los movimientos pasivos. Podrás empezar a incorporar movimientos activos suaves, sin peso en un principio. Después, de manera gradual, podrás ir aplicando más fuerza y progresar hacia movimientos con peso.

- Realiza los masajes con una loción o un bálsamo que contenga hierbas *calientes* como alcanfor, jengibre, pimienta de cayena, canela, clavo, cúrcuma, etc.

Traumatismo craneal

Un traumatismo craneal se produce como consecuencia de un impacto fuerte en la cabeza, ya sea por una caída contra una superficie dura o por un golpe con un objeto pesado. Esto puede cortar la piel y provocar un sangrado abundante. Aunque no es lo más importante, el sangrado es lo primero que hay que atender.

- Pon hielo en la zona afectada. Por un lado, reducirá cualquier sangrado o hematoma externo. Por otro, ayudará a reducir los efectos de una posible conmoción cerebral —hinchazón del cerebro—.

El peligro más importante de un traumatismo en la cabeza es el daño que pueda producirse por dentro. El cerebro es un tejido muy blando encerrado en un tejido óseo muy duro. Entre ambos tejidos fluye un líquido que protege el cerebro de cualquier exceso de presión. Si se produce un impacto grave en la cabeza, la masa encefálica puede chocar con fuerza contra la superficie dura interna del cráneo, y esto puede provocar un aumento en la afluencia de líquido —agua— a la zona, en un esfuerzo del sistema por proteger al cerebro de un daño potencial (ver «Conmoción cerebral»). Una presión excesiva sobre los tejidos provoca una hinchazón, e incluso un hematoma si algún vaso sanguíneo se rompe. El aumento de presión sobre las células a causa de la hinchazón, reducirá la función de estas. Como el cerebro es la computadora del cuerpo y regula todas sus funciones, si la función afectada es una función vital, el daño podría ser letal. De ahí que sea tan importante, por un lado, comprobar en todo momento que las funciones básicas no están afectadas, y por otro, contribuir a reducir la actividad cerebral. Para esto último es imprescindible el descanso de la persona, así como permitirle todo el tiempo que necesite para su recuperación.

- Nunca muevas a la persona que acaba de sufrir un accidente. Una excepción es si su vida corre un peligro inminente, por ejemplo, si está en el interior de un edificio en llamas, colgada de un acantilado, sumergida en el agua, etc.
- Revisa sus funciones vitales: sentidos, movimiento, sensibilidad y conciencia. Habla con ella.
- Si notas que alguna de esas funciones está alterada, comunícate de inmediato con los servicios de emergencia. Mientras esperas, ponle hielo en la cabeza y trata de mantenerla despierta. No le des nada de comer ni tampoco de beber. Mantén sus piernas elevadas.

- Si la persona pierde el conocimiento o vomita, colócala entonces en la *postura o posición de recuperación*, también llamada *postura o posición lateral de seguridad* (ver "Postura de recuperación", en el capítulo 2).

Si existe una pérdida evidente en funciones como la vista, el oído, las sensaciones, el movimiento o, en general, una pérdida total del conocimiento, entonces hay que asumir que las células del cerebro han sufrido un daño grave.

- Si compruebas que todas las funciones están bien, puedes ayudar a colocar a la persona en una posición más cómoda para ella. Lo mejor es llevarla a una posición tumbada, pero en la mayoría de los casos esto no resulta posible, y tampoco es necesario.

- El traslado de una persona con una lesión en la cabeza debe hacerse poco a poco, paso a paso. Debes asistirla en cada uno de sus movimientos e ir comprobando en todo momento como están sus funciones cerebrales. Sigue hablando con ella y observa con atención cómo responde.

- Si, en cualquiera de esos pasos, el estado de la persona empeora, entonces, esté donde esté en ese mismo momento, colócala en una posición tumbada que sea cómoda para ella y llama a los servicios de urgencia.

- Si todo va bien, llévala entonces a un lugar donde pueda descansar tranquilamente durante un período de tiempo más largo y recuéstala.
- A partir de ahora, tu objetivo ha de ser que el cerebro de la persona descanse el mayor tiempo posible, lo que significa que no se la debe mover más. Tu tarea es ahora la de eliminar todos los estímulos sensoriales que puedas imaginar, garantizar un entorno tranquilo y silencioso, una habitación a oscuras, restringir al máximo la comida y la bebida y dejar a la persona descansar.
- Para que su cerebro también descanse, tiene que dormir.
- Por otro lado, solo podemos saber si el sistema nervioso de la persona funciona bien haciendo ciertas comprobaciones: de vez en cuando (no dejes que el miedo te domine e interfiera demasiado), entra en la habitación y estimula a la persona, es decir, despiértala y comprueba si hay alguna disfunción en su sistema nervioso.

- Y ten paciencia, la recuperación puede tardar varios días.

Un traumatismo en la cabeza también puede provocar la fractura del cráneo. A veces, esto resulta obvio por la presencia de una hendidura grave que se puede ver o palpar. La fractura en sí no suele ser la parte más apremiante ni la más peligrosa de la lesión, ya que acabará sanando por sí sola sin problema (siempre que no haya daño en las funciones cerebrales).

- Si existe fractura craneal y la hendidura es profunda, puede que requiera una intervención quirúrgica, ya que podría estar ejerciendo una presión continuada sobre las células cerebrales.

Un signo de posible fractura de cráneo, mencionado en los libros de medicina, es la presencia de un leve sangrado en uno de los canales auditivos. Esto puede ser el resultado de una pequeña fractura en la parte más débil y remota del cráneo, que está en la parte inferior junto al canal auditivo. Pero, en general, una fractura en esa zona tiene muy poco impacto en las funciones celulares del cerebro y, con el tiempo, sanará por sí sola.

- Si en las fases iniciales del trauma observas que uno de los oídos sangra, aplica hielo en la zona.

Varices

Una variz es una dilatación crónica en una vena. El principal lugar donde se manifiesta este tipo de dolencia es en las piernas. Suele empeorar si la persona está de pie, es decir, cuando las piernas se encuentran por debajo de la cadera.

- Elevar las piernas por encima del nivel de las caderas alivia el problema de manera temporal. Las varices surgen a causa de una presión elevada y constante sobre los vasos sanguíneos. Después de un tiempo, esos vasos comienzan a mostrar signos de daño estructural.

Las venas son vasos sanguíneos que llevan la sangre de regreso a los pulmones. Las venas de las piernas llevan la sangre sin oxígeno de regreso al abdomen. La presión sobre las venas de las piernas aumenta cuando el flujo de sangre se ralentiza y, debido a la fuerza de la gravedad, la sangre se estanca en el interior de los vasos. Un flujo sanguíneo ralentizado está causado por un exceso de presión sobre los vasos sanguíneos. En el caso de las venas de las piernas, dicho exceso de presión tiene lugar en los puntos más estrechos por los que esas venas tienen que pasar, y que están por la zona de las articulaciones de la cadera. Si, además, existe cierta tensión extra en los músculos del suelo pélvico y de las articulaciones de la cadera, el flujo sanguíneo venoso de vuelta hacia el abdomen se verá aún más restringido. Así pues, las varices siempre tienen que ver con una contracción permanente de los músculos profundos del suelo pélvico y de las caderas. La solución está en relajar dichos músculos.

- Respira profundamente, con exhalaciones lo más largas posible y dirigidas hacia la parte inferior de tu abdomen.

- Puedes recurrir a métodos osteopáticos o quiroprácticos que te ayuden a relajar esos músculos profundos de la pelvis y del suelo pélvico.

- Mueve con frecuencia toda la zona pélvica: giros, balanceos a un lado y a otro, movimientos hacia delante y hacia atrás, ejercicios de yoga o de taichí, danza, etc.

- Una sobrepresión permanente en el suelo pélvico y alrededor de las articulaciones de la cadera tiene que ver con la base sobre la que uno construye su vida. Si deseas llegar a las causas profundas de tu problema de varices, examina con atención este aspecto de tu vida y realiza los cambios necesarios.

CAPÍTULO 2

INFORMACIÓN PRÁCTICA

Kit de primeros auxilios

Aquí tienes algunas sugerencias de material de ayuda sencillo que deberías tener a mano:

algodón;

- vendas de algodón, para fijar apósitos sobre las heridas (de 5 y de 10 cm de anchura)
- apósitos de algodón
- vendas elásticas (de 5, de 10 y de 15 cm de anchura)
- esparadrapo
- tiritas
- una bolsa de hielo

- una bolsa de agua caliente
- desinfectante/agua salada
- analgésico: aspirina 300 mg (adultos, hasta 600 mg 4 veces al día; niños pequeños, 150 mg 3 o 4 veces al día).

Cabestrillo para el brazo

Para inmovilizar parcialmente un hombro, es recomendable el uso de un cabestrillo. Este permite que el codo, y por tanto, también la parte superior del brazo, descansen junto al costado del cuerpo. El cabestrillo también funciona como ayuda para la memoria, ya que le recuerda a la persona que lo lleva que no debe usar ese brazo.

Para hacerte tu propio cabestrillo, es necesario que consigas una tela lo suficientemente larga como para poder rodear en vertical la parte superior de tu cuerpo —entre la nuca y el antebrazo— y luego atar con holgura ambos extremos por detrás de la nuca.

Información práctica 83

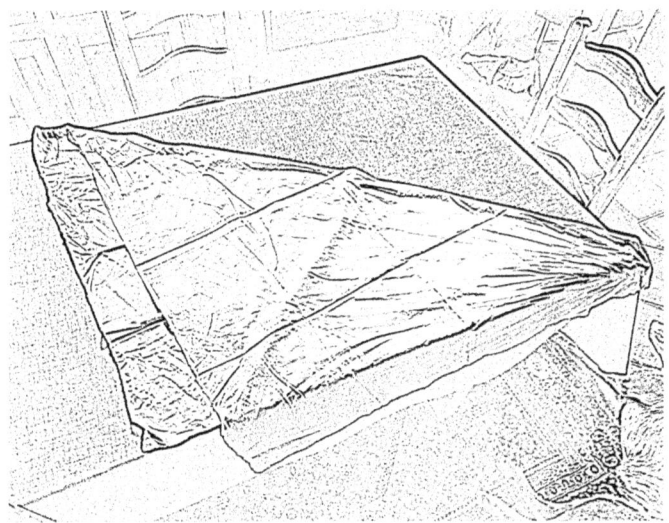

En primer lugar, dobla la tela por la diagonal para formar un triángulo. El lado largo del triángulo es el que cubrirá todo el trayecto de ida y vuelta entre la nuca y el antebrazo, con el vértice opuesto orientado hacia el exterior del cuerpo, a la altura del codo.

84   Una Guía Práctica para el Restablecimiento de la Salud

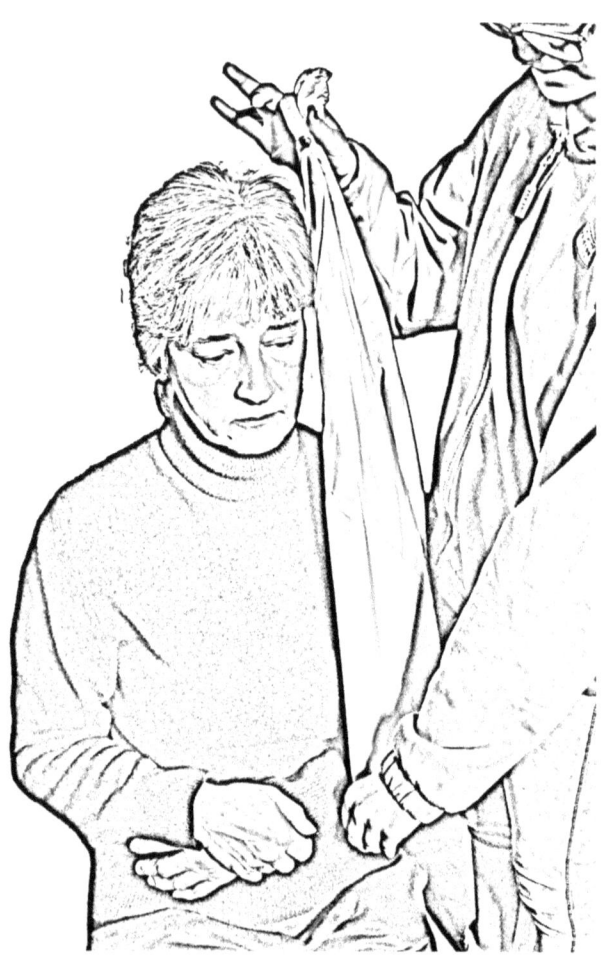

Ahora coloca la tela en vertical entre el brazo a inmovilizar y el cuerpo, con el extremo superior junto al lado opuesto del cuello.

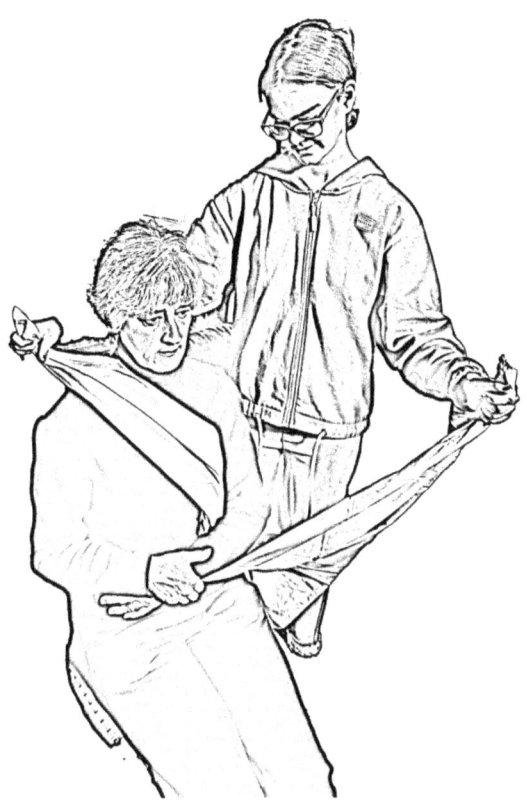

A continuación, por delante del antebrazo a inmovilizar, lleva el extremo inferior de la tela hasta el lado del cuello correspondiente a ese brazo. Ata los dos extremos de la tela por la parte posterior del cuello con un nudo doble.

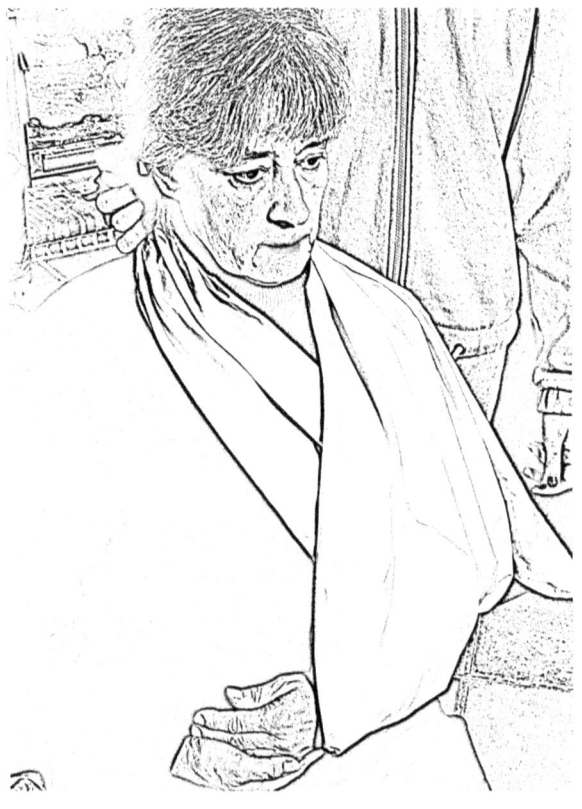

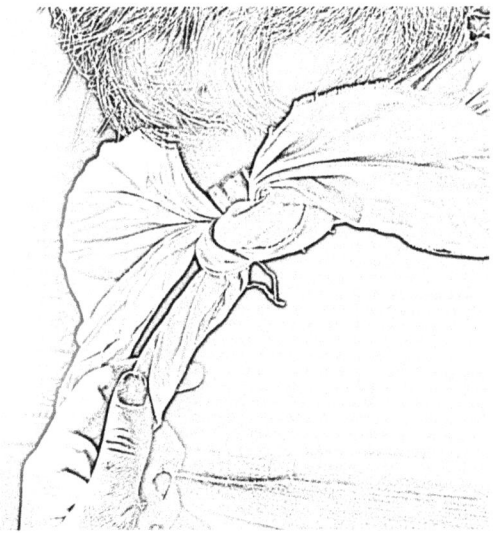

Asegúrate de situar el nudo en un lugar que no resulte incómodo. La tela utilizada no debe ser muy gruesa, ya que dificultaría el atado.

Por último, dobla la punta de la tela que había quedado suelta hacia la parte delantera del codo y sujétala con un imperdible al resto de la tela. La articulación del codo quedará así cubierta con la tela.

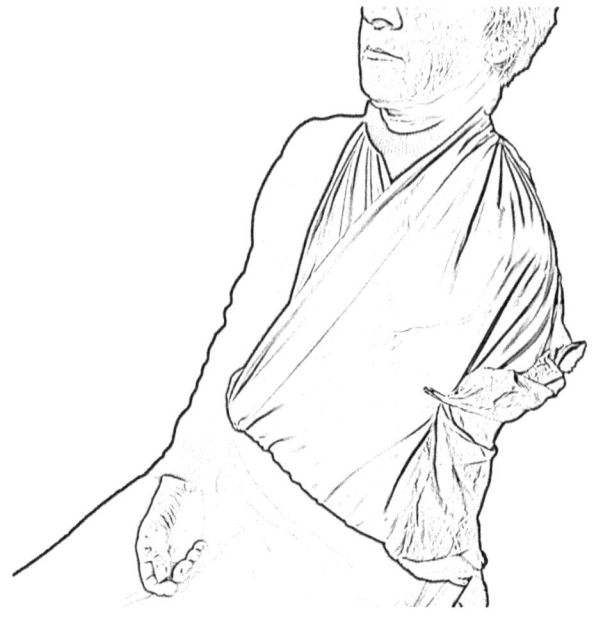

Si lo haces de esta manera, tú mismo serás capaz de quitarte el cabestrillo cuantas veces quieras, sin necesidad de deshacer el nudo ni de quitar el imperdible. Simplemente, tendrás que tirar del cabestrillo hacia arriba, por detrás y por encima de tu cabeza. Y también podrás volver a colocártelo, sin ayuda de nadie, haciendo la operación inversa.

Otra opción de cabestrillo para permitir que el codo descanse, es el que sostiene el brazo por la muñeca. Aquí, el codo no está apoyado, pues el cabestrillo rodea el cuello y la muñeca. Esta opción permite liberar el brazo con rapidez, cuando sea necesario, ya que la muñeca se puede sacar del cabestrillo muy fácilmente.

Vendaje

El objetivo principal de un vendaje es restringir el movimiento de una articulación. También se puede utilizar para mantener un apósito en su lugar, sobre todo cuando se requiere algo de presión sobre la herida. La diferencia entre simplemente mantener un apósito en su lugar y añadir presión sobre la herida, está en la tensión con la que se ha de ajustar el vendaje. En general, hay una tendencia a poner los vendajes no lo bastante apretados, por temor a que la circulación sanguínea se dificulte. En la práctica, es difícil que esto suceda, pues el principal suministro de sangre llega desde los tejidos más profundos; sí ocurre más a menudo con escayolas duras, como la realizada con el llamado *yeso de París*.

Por tanto, asegúrate de que cualquier vendaje que pongas esté siempre lo suficientemente apretado, teniendo en cuenta, además, que irá aflojándose con el tiempo.

Si no es para ejercer presión, lo mejor que puedes utilizar son siempre vendas elásticas. Utiliza el tamaño adecuado para la zona a vendar:

- 5 cm para articulaciones pequeñas, como la muñeca —en una persona promedio—, y para mantener un apósito en su sitio
- 10 cm para articulaciones medianas, como los codos y los tobillos —en una persona promedio—
- 15 cm para articulaciones grandes, como las rodillas, así como para vendar el pecho —costillas doloridas— o el abdomen.

Para mantener un vendaje en su sitio, se suelen utilizar unos clips que el fabricante suministra junto con la venda, pero también puedes utilizar esparadrapo e incluso un simple imperdible. Si usas esparadrapo y tienes que pegar este directamente sobre la piel para mantener el vendaje en su sitio, entonces necesitas un esparadrapo de tipo papel o bien de silicona transpirable. Sobre la propia venda, sin embargo, puedes utilizar cualquier cinta adhesiva que tengas a mano y que se adhiera bien al material. El vendaje se puede iniciar en puntos diferentes, dependiendo del propósito. Si lo que quieres es ejercer cierta presión con la venda sobre la zona lesionada, haz lo siguiente:

- comienza en el mismo sitio de la lesión;
- avanza un poco hacia arriba, hacia el corazón;
- retrocede de nuevo hacia la lesión y continúa moviendo la venda un poco más hacia abajo con cada rotación hasta terminar por debajo de la lesión.
- Si solo pretendes mantener un apósito en su lugar:
- comienza por la parte de arriba del apósito;
- ve bajando con cada rotación hasta terminar con todo el apósito cubierto por el vendaje.

Restringir el movimiento de una articulación

Si deseas restringir el movimiento de una articulación, debes comenzar a vendar siempre por encima de la articulación, es decir, por la parte que está más cerca del cuerpo. Asegúrate de mantener la venda estirada y apretada en todo momento mientras la estás colocando. Fija primero el vendaje por encima de la articulación con un par de vueltas en el sitio. Después, empieza a vendar según la restricción que quieras conseguir y según la articulación de que se trate.

Codo

92 Una Guía Práctica para el Restablecimiento de la Salud

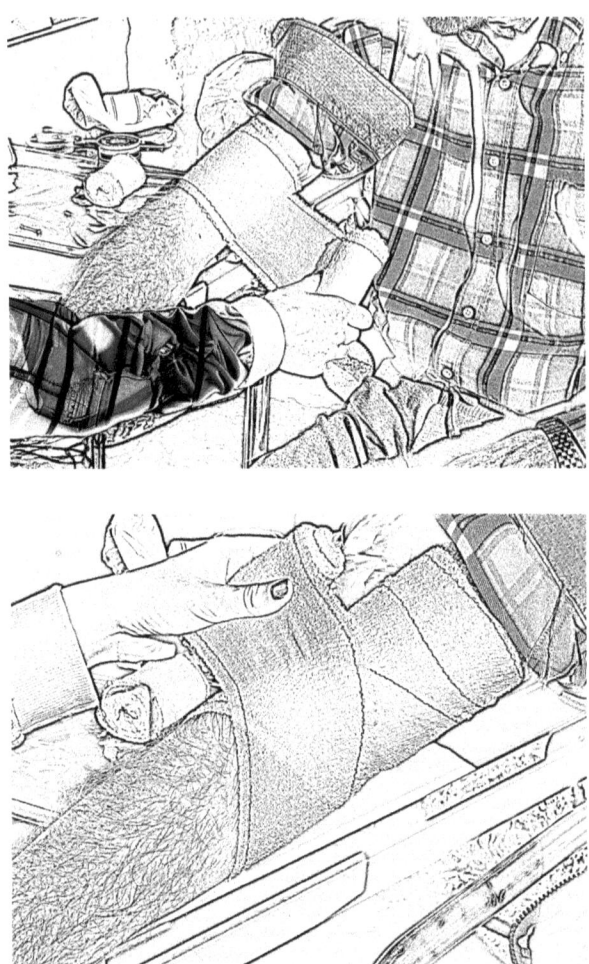

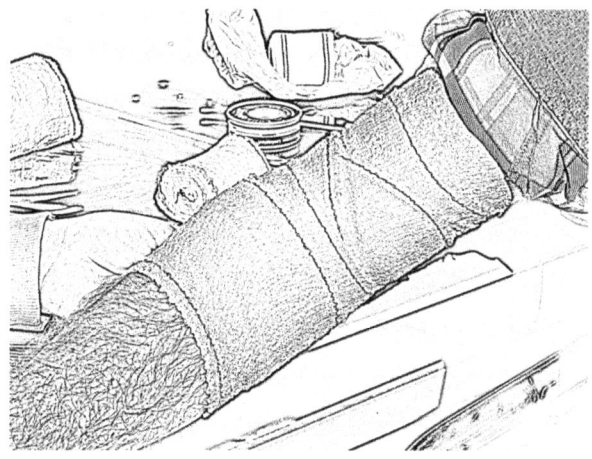

Fija el vendaje justo por encima del codo con un par de vueltas (fig. 7). A continuación, lleva la venda hacia abajo, hacia el otro lado de la articulación, iniciando un movimiento en diagonal por la parte de la corva. Completa el giro e inicia la subida pasando de nuevo en diagonal por la corva (fig. 8). Repite todo este movimiento de bajada y subida dos o tres veces más. Termina el vendaje por la parte de abajo de la articulación fijando la venda con un par de vueltas más en el sitio (fig. 9). Este vendaje en forma de ocho restringe en gran medida el movimiento de la articulación del codo.

Muñeca

94 Una Guía Práctica para el Restablecimiento de la Salud

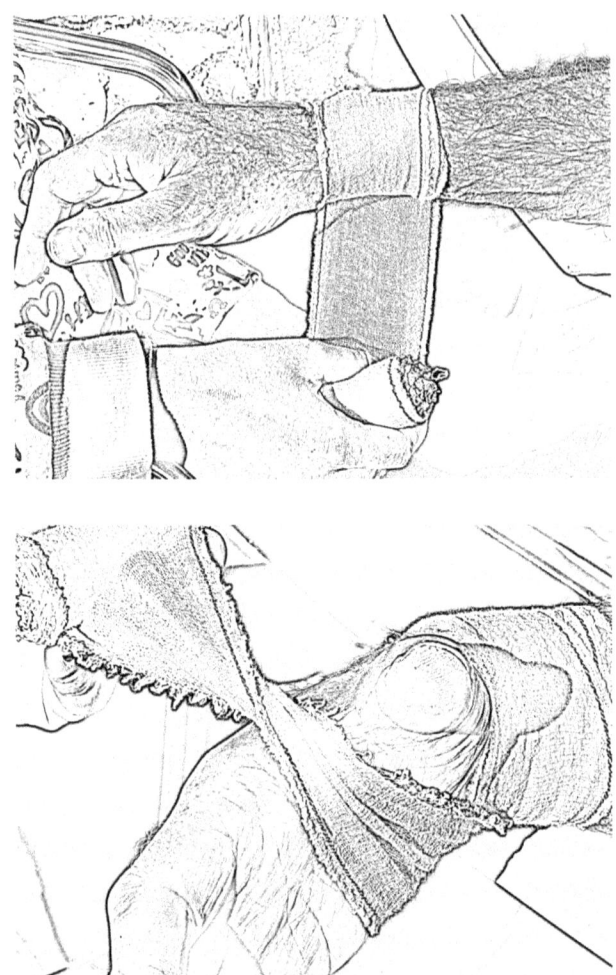

Información práctica 95

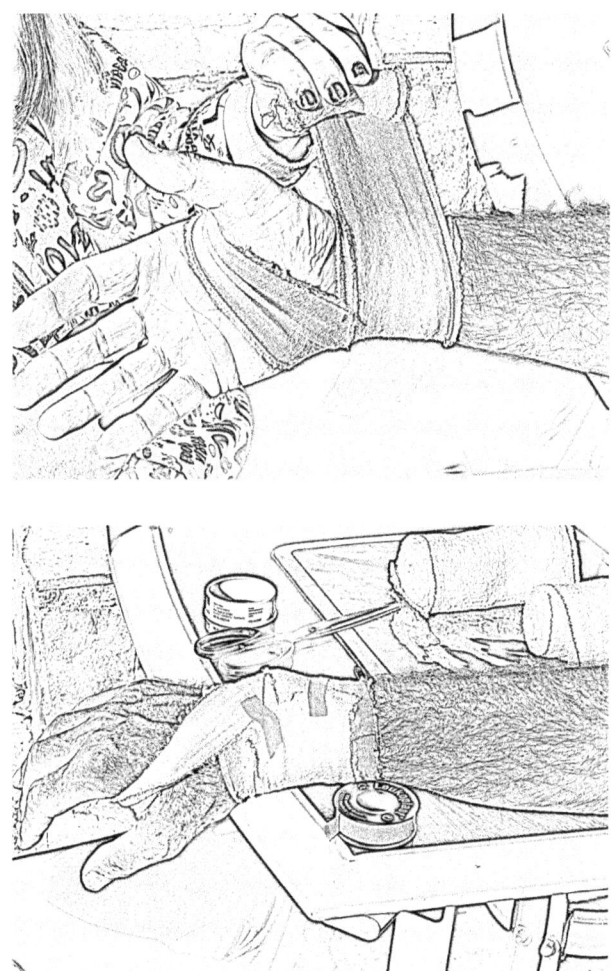

Da un par de vueltas con la venda alrededor de la muñeca. Hazlo de la manera indicada en la figura 10 si se trata de la muñeca derecha de la persona, y en sentido contrario —simétrico— si se trata de la muñeca izquierda. A continuación, pasa la venda por la palma de la mano hasta la raíz del dedo pulgar. En ese punto, gira la venda sobre sí misma (fig. 11); esto proporcionará una tensión adicional en la muñeca. Ahora sube la venda por el dorso de la mano hasta la muñeca, y da una vuelta alrededor de ella (fig. 12). Baja la venda para pasarla de nuevo por la palma de la mano, y al llegar a la altura de la raíz del dedo pulgar, gira una vez más la venda sobre sí misma. Repite todo este movimiento de bajada y subida dos o tres veces más. Finalmente, remata el vendaje en la muñeca (fig. 13).

Rodilla

Información práctica 97

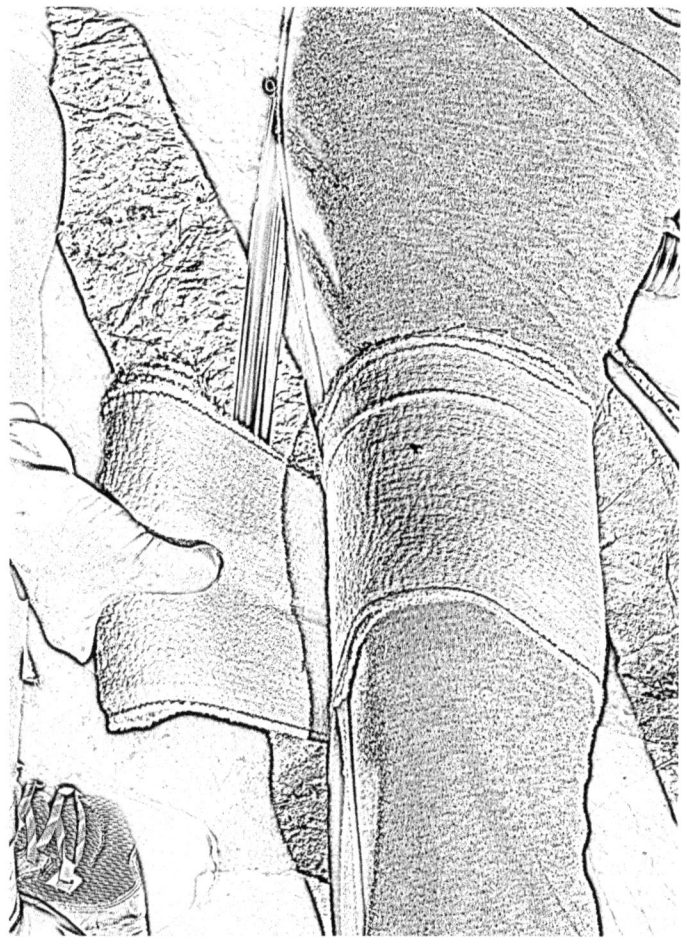

98   Una Guía Práctica para el Restablecimiento de la Salud

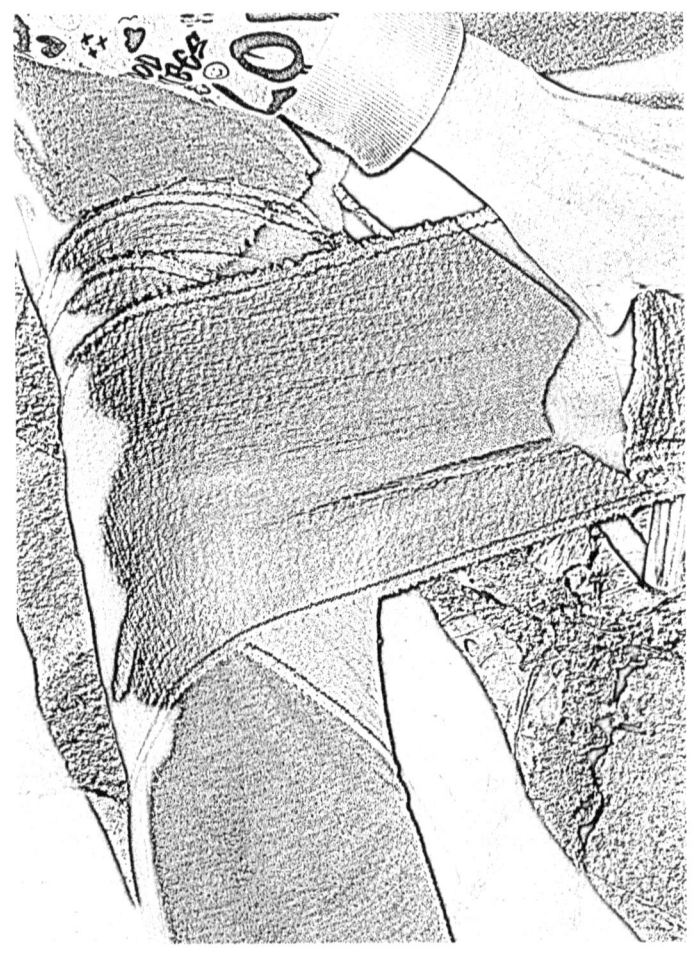

Información práctica 99

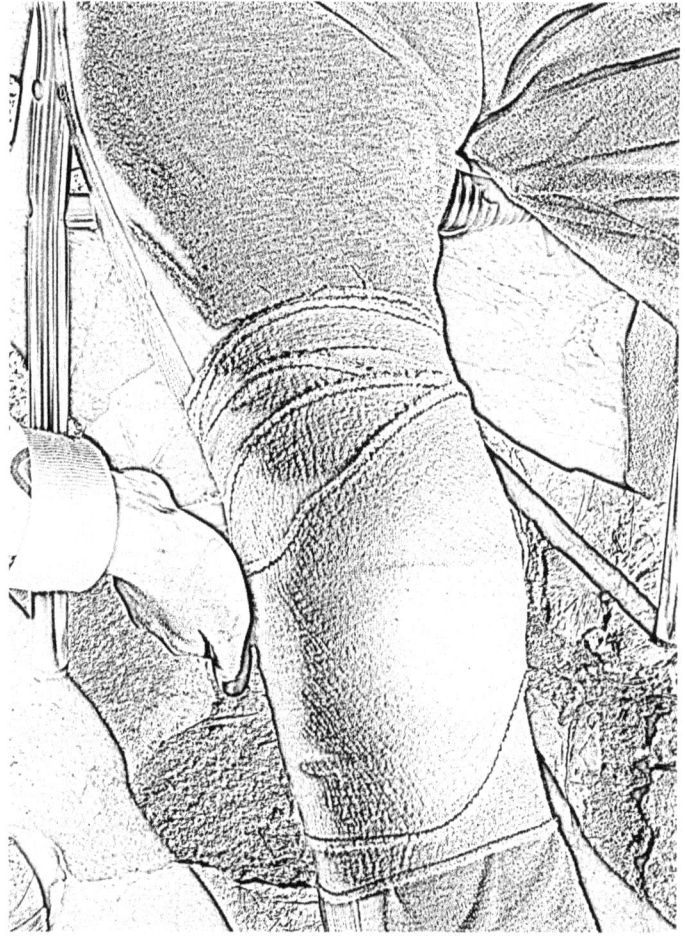

Fija el vendaje justo por encima de la rodilla con un par de vueltas (fig. 14). A continuación, lleva la venda hacia abajo, hacia el otro lado de la articulación, iniciando un movimiento en diagonal por la parte de la corva. Completa el giro e inicia la subida pasando ahora en diagonal por la parte delantera de la rodilla (fig. 15); hacer todos los cruces en la parte posterior de la rodilla podría resultar demasiado voluminoso e incómodo. Repite todo el movimiento de bajada y subida dos o tres veces más. Termina el vendaje por la parte de abajo de la articulación, fijando la venda con un par de vueltas más en el sitio (fig. 16).

Tobillo

Información práctica 101

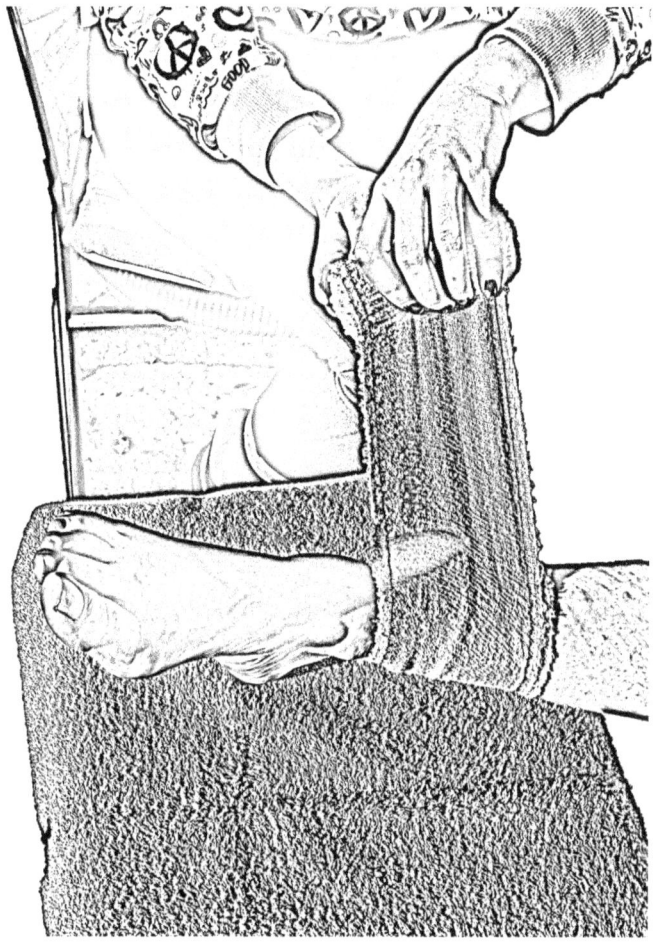

102   Una Guía Práctica para el Restablecimiento de la Salud

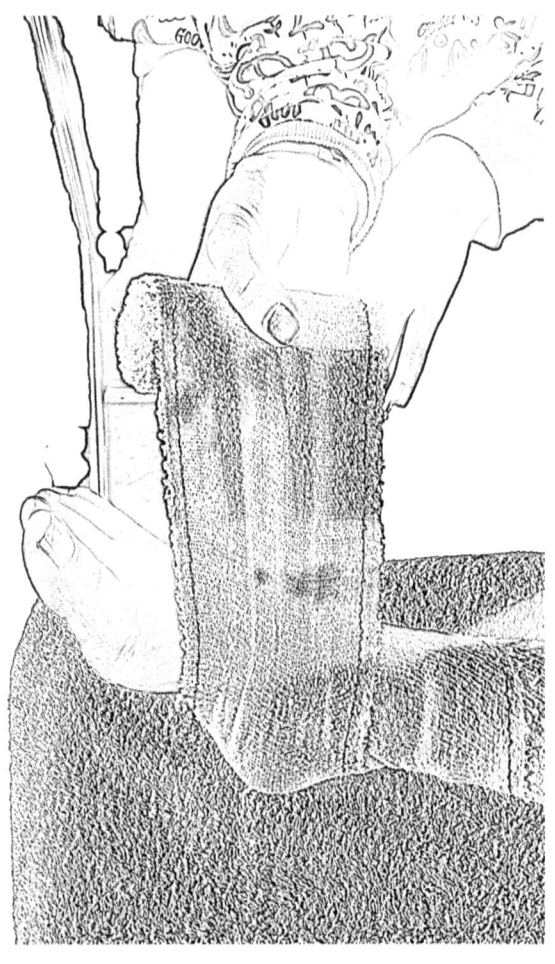

Información práctica 103

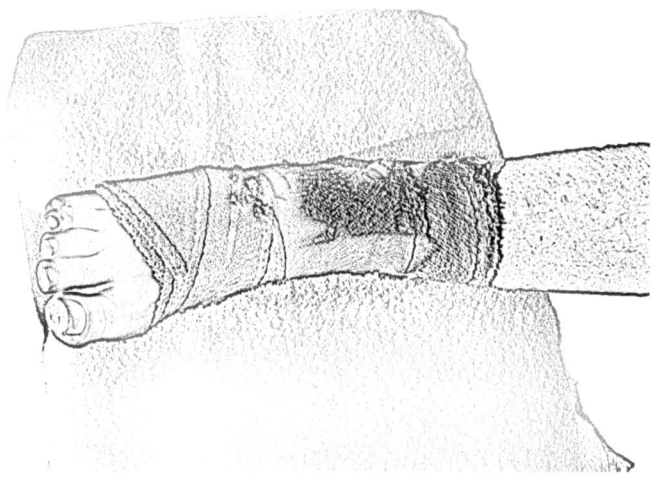

Fija el vendaje con un par de vueltas justo por encima de la articulación del tobillo (fig. 17). A continuación, lleva la venda hacia abajo realizando un movimiento en diagonal por la parte delantera de la articulación. Completa el giro por la planta del pie (fig. 18). Vuelve a subir realizando de nuevo un movimiento en diagonal por la parte delantera del tobillo. Repite todo este movimiento de bajada y subida dos o tres veces más. Termina el vendaje por la parte de arriba del tobillo y fíjalo (fig. 19).

Reanimación cardiopulmonar (RCP)

Los cursos de primeros auxilios suelen estar muy enfocados en el objetivo «salvar vidas». En ellos se afirma que se puede salvar la vida de una persona siguiendo unas complicadísimas instrucciones que, según mi propia experiencia práctica, te puedo asegurar que son muy difíciles de llevar a cabo de la manera adecuada incluso en entornos hospitalarios controlados, no digamos ya en lugares donde acaba de tener lugar un accidente. Por si fuera poco, aparte de la enorme dificultad que supone realizar tales acciones en el lugar de una emergencia y bajo el estrés tan propio de una situación así, resulta que la tasa de éxito real es muy baja. Mi conclusión es que esos primeros auxilios solo sirven para que quienes asisten a una persona accidentada en los primeros momentos, sientan que al menos están *haciendo algo*. Y dada la relevancia que se le da a la RCP en cualquier manual o cursillo de primeros auxilios, supongo que también sirve para que entrenadores y facilitadores se sientan importantes a la hora de mostrar a otros sus impresionantes conocimientos teóricos sobre el tema y sus formidables habilidades con los muñecos y con los dispositivos de entrenamiento.

En mi caso, tras un profundo estudio sobre cómo funciona realmente la vida, he podido reconectar este valioso aprendizaje con la anatomía del cuerpo humano. En este manual, comparto ahora un conjunto de instrucciones muy diferente al que se suele difundir en lo que respecta a un individuo inconsciente que no respira.

En primer lugar, he de decir que tomar el pulso a una persona que ha perdido la conciencia no es lo más importante. El hecho de no percibir un pulso no equivale a que el corazón haya dejado de latir. Es posible que ese corazón se esté comportando —contrayendo— de una manera distinta, nada más, de modo que presionar rítmicamente y con fuerza el pecho de la persona no servirá en absoluto para *reiniciar* su corazón. Cuando las circunstancias permitan que ese corazón lata con normalidad, entonces empezará a hacerlo de nuevo con fuerza, por sí mismo.

Es conveniente tener en cuenta que no importa, en un primer momento, averiguar la causa del colapso repentino de la persona, no hace falta que un médico compruebe si se trata de un ataque cardíaco, de un derrame cerebral o de cualquier otra cosa. Lo único importante a comprobar enseguida es si el área donde yace la persona accidentada es segura para quienes van a prestar asistencia. Por ejemplo, hay que cerciorarse de que no haya cables eléctricos peligrosos en contacto con la persona inconsciente o a su alrededor.

Así pues, antes de asistir a una persona inconsciente, lo que hay que hacer es observar la situación con mucha atención, tomar datos sobre lo que está sucediendo e interferir lo mínimo posible en los procesos vitales naturales que puedan estar dándose en la persona. Y, por supuesto, nunca hay que entrar en pánico.

Estos son los pasos que deberías seguir para obtener información sobre la situación:

1. Conciencia ¿Responde la persona a estímulos externos —voz, tacto, dolor—? ¿Responde correctamente a preguntas específicas? Con esto comprobarás si la conciencia de la persona está intacta, si hay una conexión total con el aquí y el ahora. No obstante, cualquier grado de conciencia significará que la persona está viva y, por tanto, que respira. Si no es así, entonces pasa al siguiente nivel.

2. Respiración Acerca tu mano o tu mejilla a su cara: ¿notas si sale aire de su boca o de su nariz? Puedes

usar también un espejo o un trozo de vidrio. Si se empaña, es que hay respiración. Si no es así, entonces pasa al siguiente nivel.

3. Latidos cardiacos Te puedo asegurar que en este tipo de circunstancias es casi imposible determinar si el corazón de la persona inconsciente está o no latiendo. Por supuesto que puedes buscar el pulso en la parte anterior de su muñeca —junto la raíz del dedo pulgar— o en un lado de su cuello. Si tienes la certeza de haberlo encontrado, estupendo, pero que no lo hayas conseguido no significa nada con respecto a si la persona está viva o muerta. El corazón puede estar palpitando de una manera muy leve, sin que llegue a percibirse un pulso al tacto, y por tanto, la sangre puede estar circulando, aunque lo haga de un modo no muy eficiente.

¿Cómo debes responder, entonces, a estos distintos grados o niveles de gravedad que acabamos de ver?

A continuación tienes las respuestas:

- Si la persona está consciente y, por tanto, respira, colócala en la llamada *postura o posición de recuperación*, también llamada *postura o posición lateral de seguridad* (ver «Postura de recuperación»).

- Si la persona está inconsciente pero respira, colócala igualmente en la postura de recuperación.
- Si la persona está inconsciente y no respira, entonces tendrás que estimular su sistema natural para que pueda reactivar sus funciones, una de las cuales es respirar. Puedes, por ejemplo, darle golpes en el pecho, abofetearla, pellizcarla con fuerza, zarandearla… (eso sí, ¡asegúrate de que no haya lesiones graves en su cuerpo antes de maltratarla de esa manera!). No obstante, has de tener siempre muy en cuenta que el hecho de que finalmente la persona *regrese* o no a esta vida no va a depender de acciones muy específicas o complejas que tú tengas que realizar. Todo lo que tú puedes hacer es *llamar* a la persona para que vuelva. Que lo haga o no, dependerá nada más que de ella misma. Y su vuelta puede suceder tanto si tú has detectado su pulso como si no, es irrelevante para el resultado real del evento.

Es imposible *reiniciar* un corazón con la leve compresión que pueda llegar a través de la pared torácica en una RCP. Un desfibrilador, que envía una carga eléctrica a través del pecho, estimula los músculos de una manera diferente y más profunda, lo que *puede* tener un mayor impacto. Pero ese «puede» no justifica el tener siempre a mano un desfibrilador por si acaso. La vida tiene más que ver con las decisiones del propio individuo (¡sobre todo las decisiones inconscientes!) que con forzar la funcionalidad de un órgano.

No es tarea tuya ni de nadie «salvar vidas», incluso si eso fuera posible en la naturaleza. La única vida que puedes salvar es la tuya propia. En todo caso, puedes *invitar a permanecer en la vida* a una persona que esté a punto de abandonarla, puedes ofrecerle un incentivo para que no se vaya, pero al mismo tiempo, debes otorgarle a ella la libertad de aceptar o no esa propuesta.

El hecho de vivir implica aceptar la muerte como parte natural de la vida. Vivir tiene más que ver con los mensajes que enviamos y con nuestra libertad a la hora de responder.

Postura de recuperación

Antes siquiera de acercarte a una persona inconsciente, es imperativo que revises su entorno inmediato con el objetivo de detectar elementos que puedan poner tu vida en peligro.

Solo cuando hayas comprobado que el entorno es seguro para moverte en él, podrás acercarte a la persona.

Si la persona no puede levantarse, bien porque está inconsciente o bien porque se siente muy débil, debes colocarla en la llamada *postura o posición de recuperación*, también llamada *postura o posición lateral de seguridad*. Esta es una postura de reposo que garantiza unas vías aéreas libres, incluso en caso de vómitos leves o de exceso de mucosidad. Antes, debes asegurarte de que no existe ninguna contraindicación para manipular el cuerpo de la persona, como una lesión grave en su cuello o fracturas evidentes en sus huesos.

Una vez realizadas todas las comprobaciones, ya puedes colocar a la persona en la postura de recuperación. Para ello, sigue las instrucciones descritas a continuación.

Siéntate de rodillas a un lado de su cuerpo. Vamos a considerar que la persona yace boca arriba.

Información práctica 111

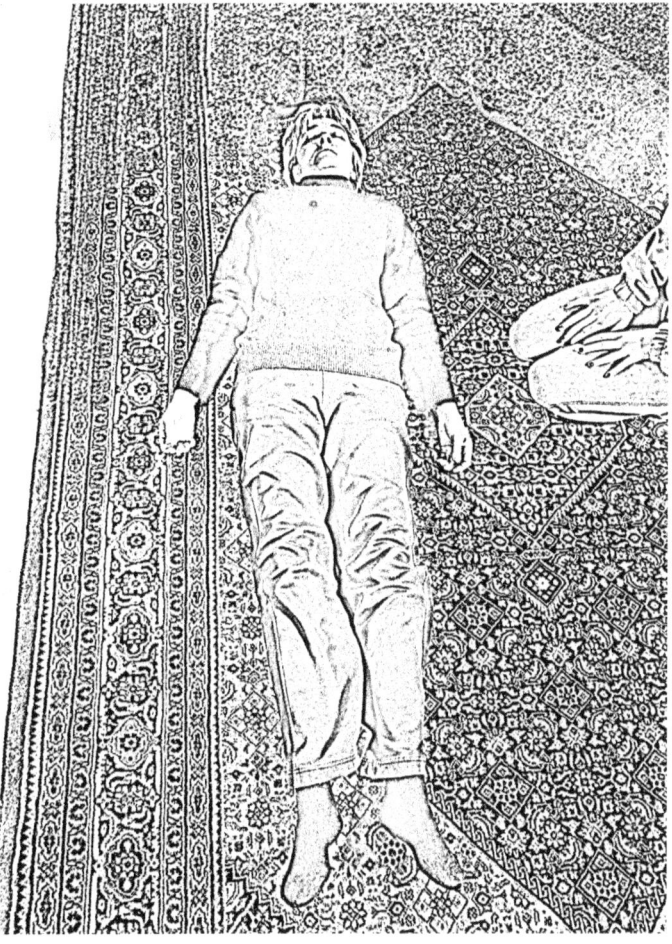

Extiende su brazo más cercano a ti y colócalo junto a su costado. Ahora lleva su otra mano a su hombro más cercano a ti.

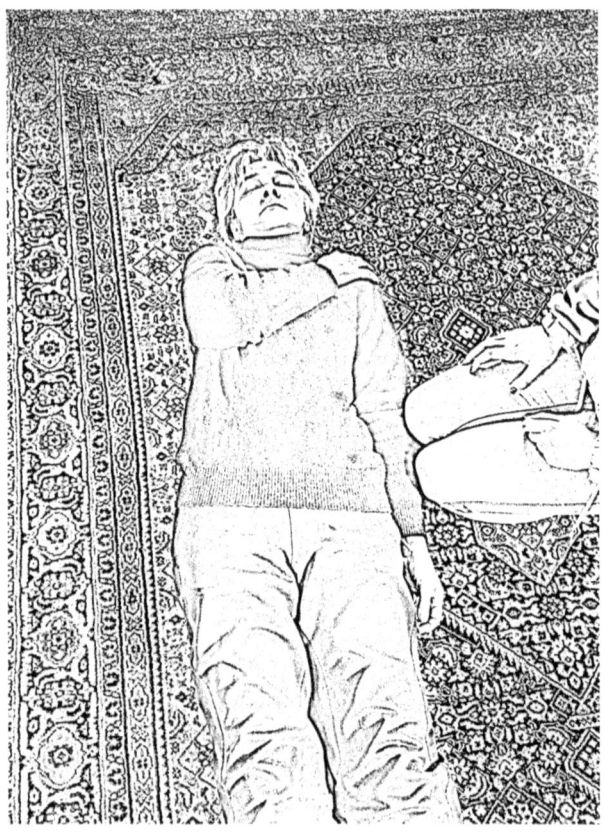

Levanta su rodilla del otro lado, flexionándola en vertical, hasta que toda la planta del pie quede en contacto con el suelo.

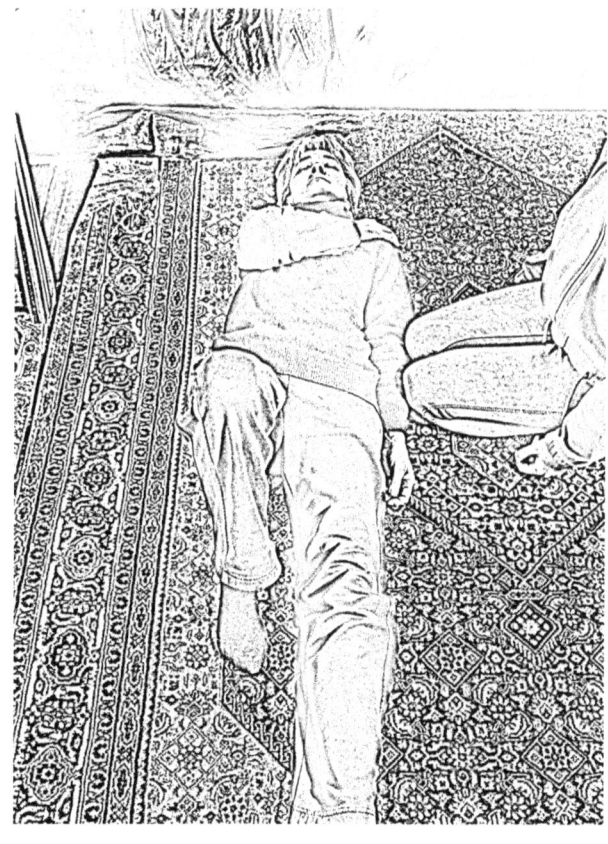

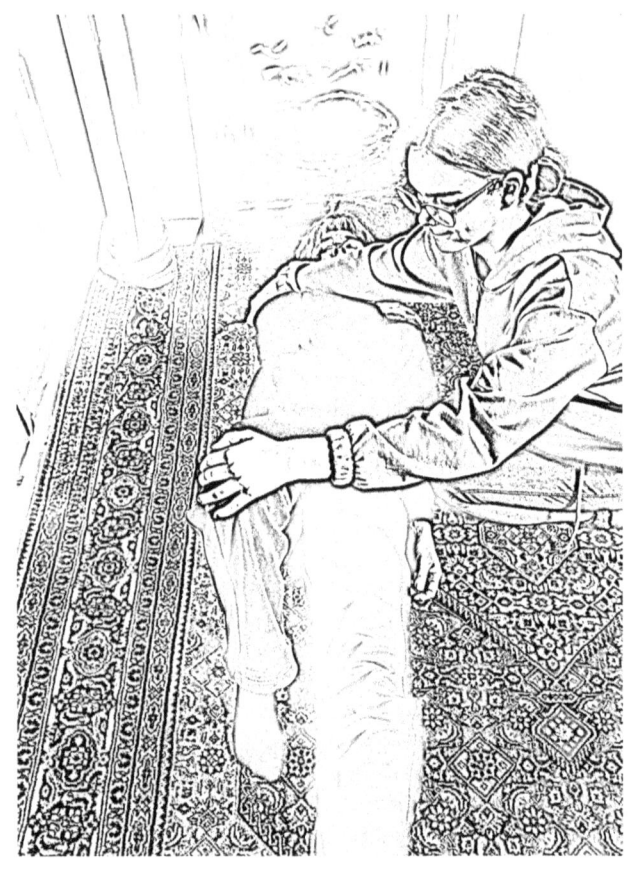

Pon una de tus manos sobre el hombro que le queda libre y la otra sobre su rodilla flexionada. Figura 23 Agarrando con firmeza esos dos puntos, gira su cuerpo hacia ti, de manera que todo él quede en posición lateral, de costado. Extrae ahora con cuidado y hacia delante el brazo que ha quedado atrapado por debajo. De esta manera, conseguirás una mayor estabilidad en su cuerpo.

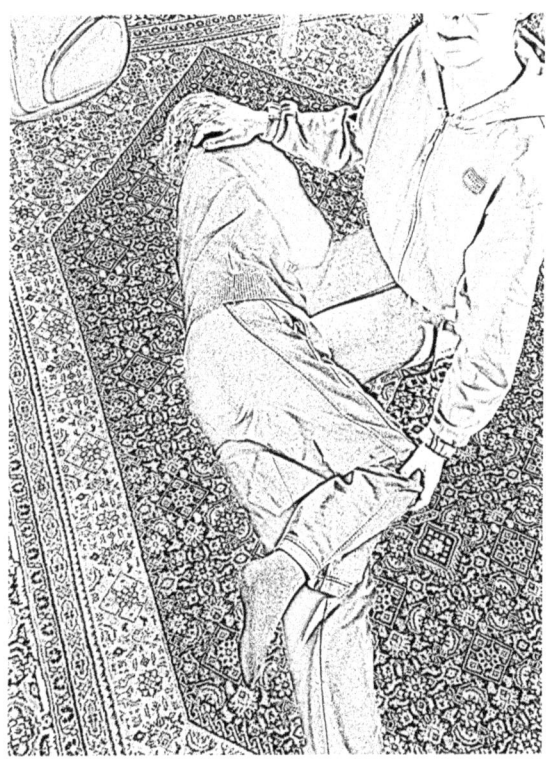

Lleva también hacia delante su pierna flexionada, de manera que el muslo esté en ángulo recto tanto con la pelvis, por un lado, como con la parte inferior de la pierna, por el otro. Deja que la rodilla descanse sobre el suelo.

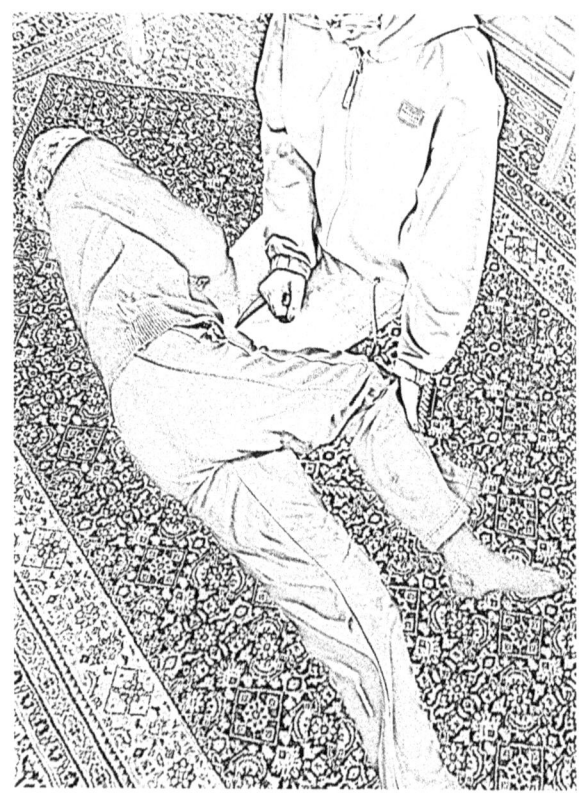

Coloca su mano libre bajo su mejilla del lado opuesto, con la palma apoyada sobre el suelo. Adelanta ligeramente su cabeza para que la barbilla descanse de manera cómoda sobre el dorso de su mano. El codo también debe descansar sobre el suelo.

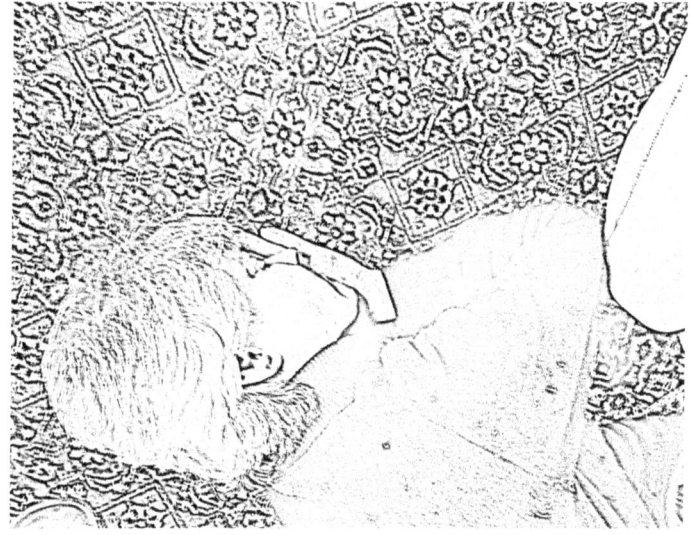

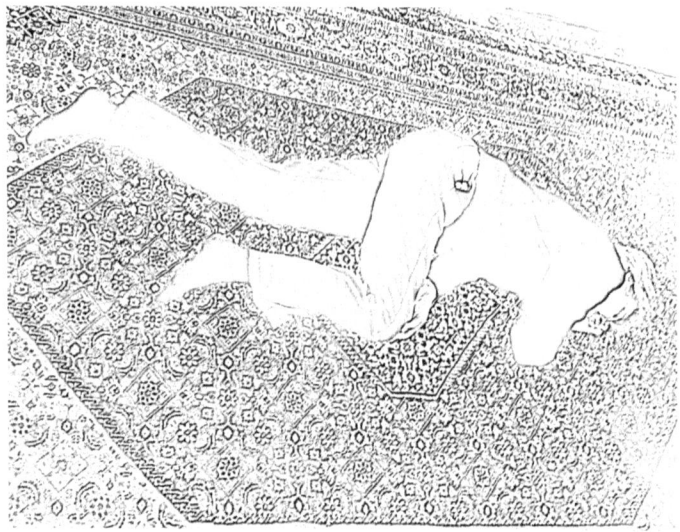

Levantar a una persona del suelo

Una persona que no muestra lesiones importantes, pero que se siente incapaz de levantarse del suelo por sí misma, puede ser levantada de una manera segura por un solo individuo. La manera de hacerlo es la siguiente:

Con la persona acostada boca arriba, siéntate de rodillas justo tras su cabeza. Introduce tus manos bajo sus omóplatos y junta tus antebrazos de modo que sostengan su cabeza.

Empieza a avanzar de rodillas y, al mismo tiempo, ve levantando sus hombros del suelo. Permite que esa parte alta de su tronco descanse en todo momento sobre tus rodillas.

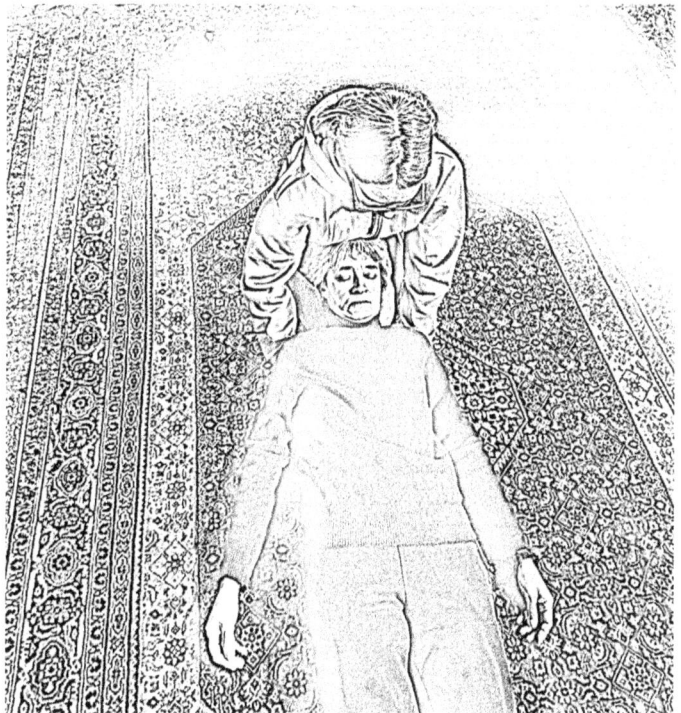

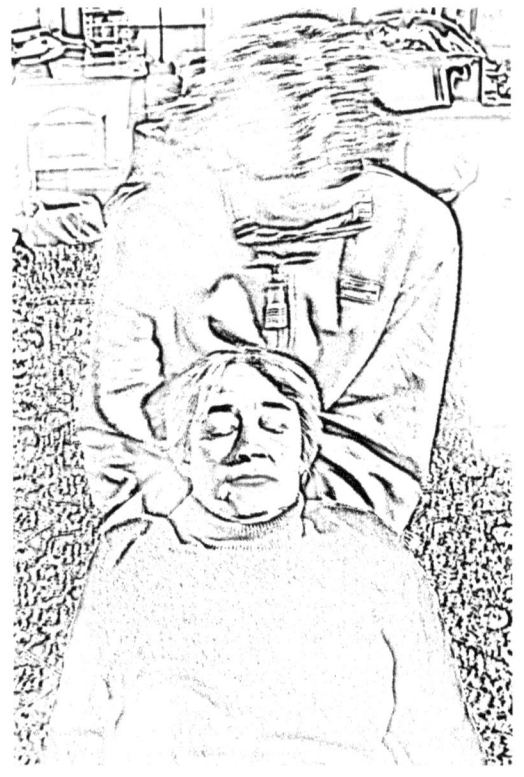

Cruza sus antebrazos frente a su propio pecho: su mano izquierda a su hombro derecho y su mano derecha a su hombro izquierdo.

Información práctica 121

Por debajo de sus axilas, agarra firmemente con tus manos ambas muñecas de la persona: su muñeca derecha con tu mano izquierda y su muñeca izquierda con tu mano derecha.

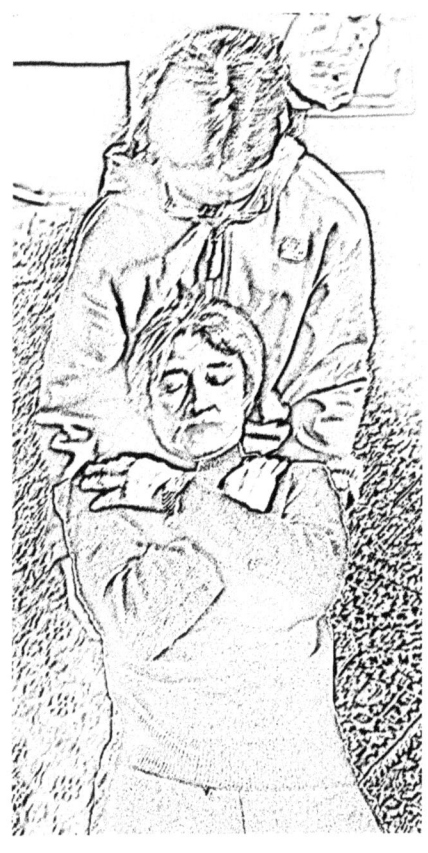

122   Una Guía Práctica para el Restablecimiento de la Salud

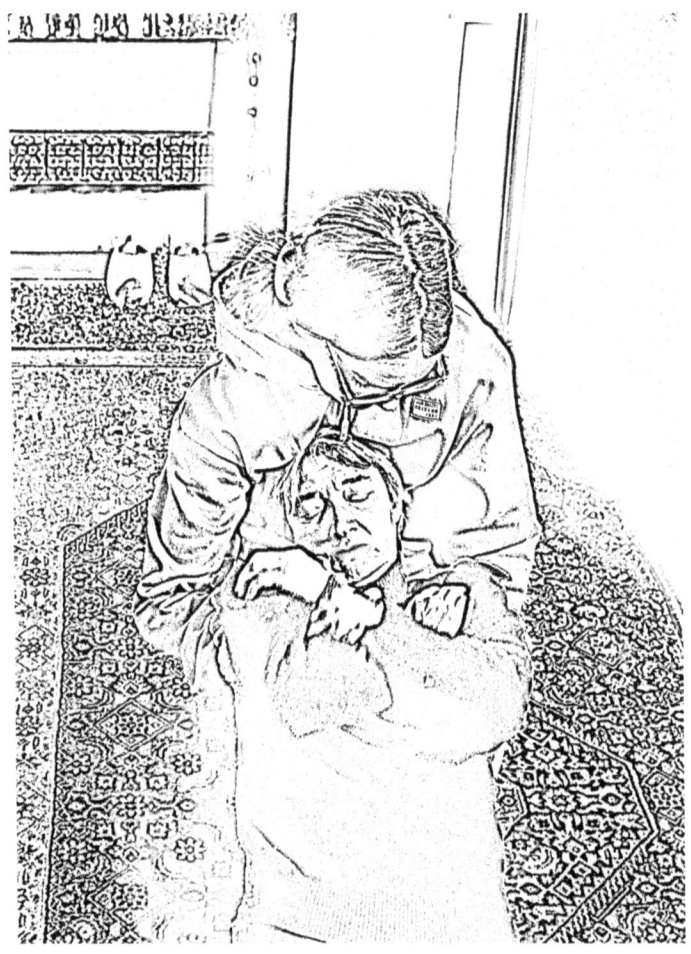

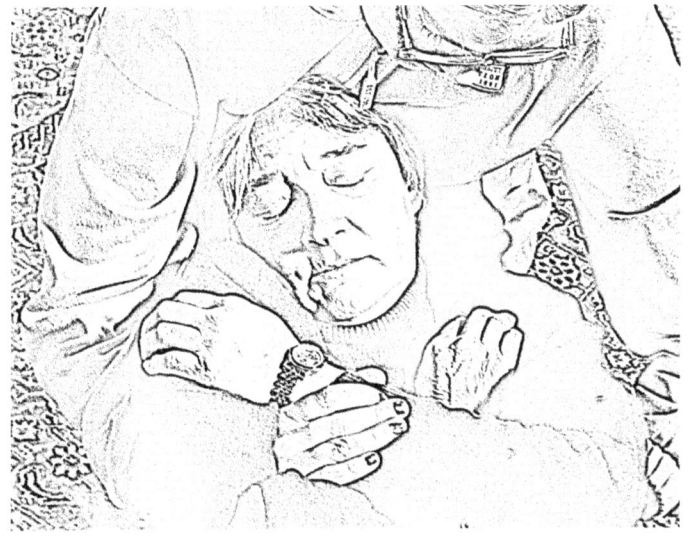

Mientras sigues sujetando con firmeza las muñecas de la persona, levanta una de tus rodillas y apoya esa misma planta del pie contra el suelo. A continuación, empieza a hacer lo mismo con tu otra rodilla, y mientras lo haces, comienza a levantar a la persona manteniendo toda su espalda bien apoyada contra tu pecho.

124 Una Guía Práctica para el Restablecimiento de la Salud

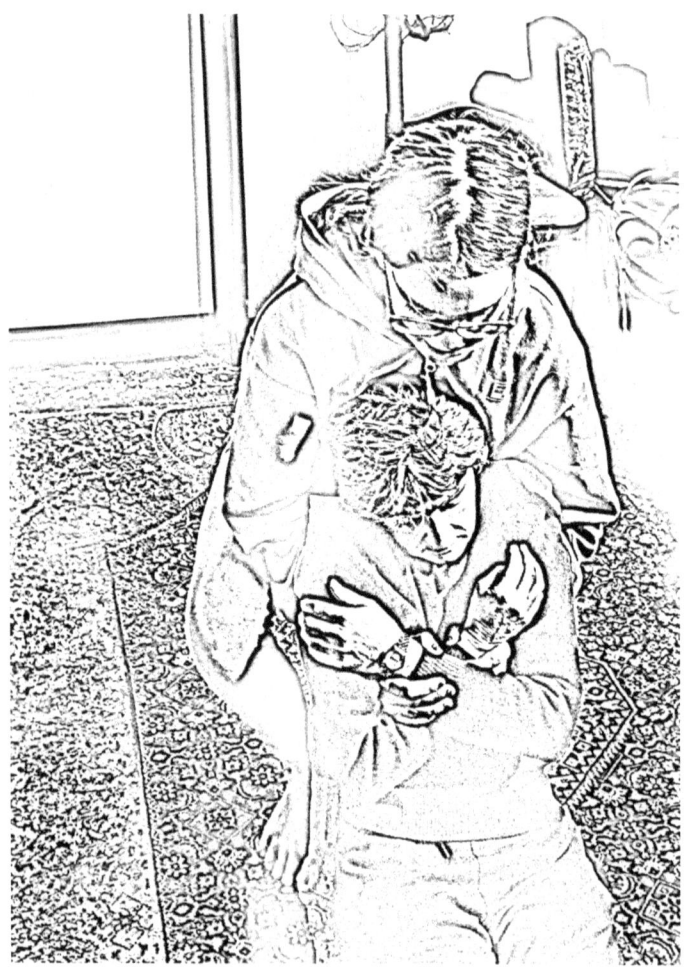

Información práctica 125

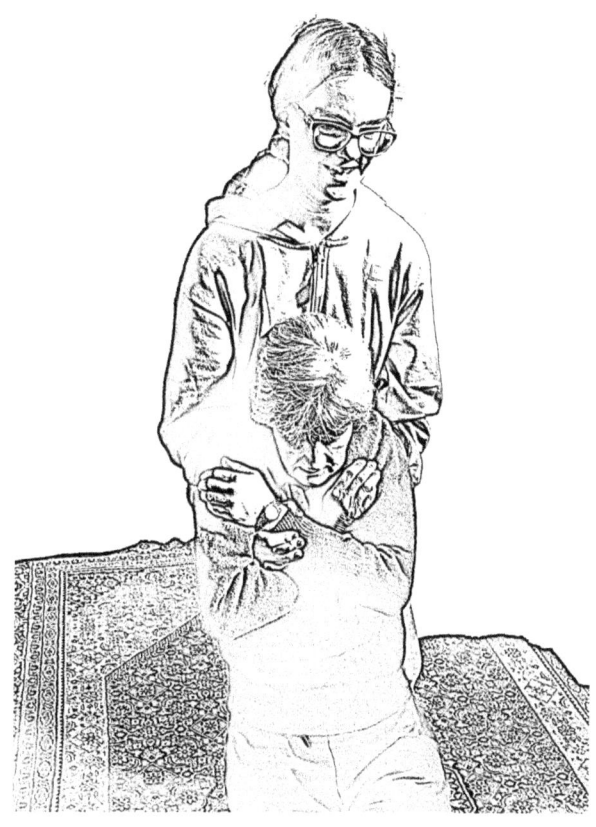

Levántate del suelo lentamente, dando pequeños pasos hacia adelante, para llevar poco a poco a la persona hasta su posición vertical. Esto lo conseguirás gracias al firme agarre de sus muñecas con tus manos y al sólido apoyo de toda la parte posterior de su cuerpo contra tu cuerpo.

Una vez de pie, ya puedes trasladar con cuidado a la persona hasta una silla o hasta una cama, según sea el caso. Para ello, ayúdala a dar pequeños pasos hacia delante mientras la sostienes con firmeza.

Figura 35

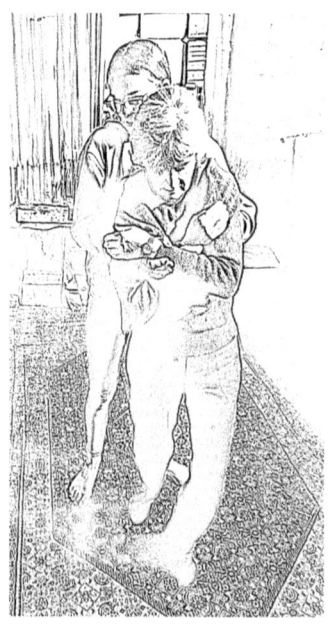

Ayuno

A lo largo de la historia de la humanidad y en todas las culturas, el ayuno ha sido siempre un recurso esencial para el mantenimiento de la salud. La humanidad siempre ha sabido y ha aceptado que el hecho de suspender las rutinas diarias durante un tiempo, permite que el cuerpo pueda llevar a cabo una profunda autolimpieza natural. Nunca ha existido la idea de que esto fuera peligroso ni nada parecido, hasta que, hace unas décadas, el sistema médico alopático empezó a introducir esa idea de peligrosidad en el mundo occidental. La sencilla razón de esto es que el ayuno, por ser una manera eficaz de curar todo tipo de problemas de salud, no aporta ningún beneficio a la industria basada en la enfermedad y en la intervención facultativa.

El propósito central del ayuno es que detengas tus actividades cotidianas y dediques tiempo a la realidad de tu vida. Sentir en qué medida o hasta qué punto estás *bien* o estás *mal*, te hace tomar conciencia de las tensiones y del estrés a que estás sometido en tu vida. Por lo tanto, además de ayunar, también es importante que dejes de trabajar, que dejes de preocuparte por las cosas, por otras personas, que dejes de resolver problemas, que dejes de pensar. Lo único que necesitas ahora es *ser*.

- Tómate unos días de descanso en el trabajo.
- Delega tus responsabilidades en otros.
- Despeja tu agenda social.
- Desconecta de tus hábitos cotidianos.
- Deja de comer.

Dejar de comer no es complicado. Nada de alimentos sólidos ni tampoco líquidos. Hay que reducir la actividad de la digestión al mínimo absoluto. Lo único que podrías ingerir, si te apeteciera, sería agua, la cual podrías calentar y/o infusionar en ella ciertas hierbas *calientes*, como jengibre, hinojo, ginkgo biloba, ajo, ortiga, etc., o simplemente añadirle zumo de limón. Todo esto aportaría algo más de energía a tu sistema. Otra forma de añadir más energía, más calor, sería poniéndote bolsas de agua caliente en el cuerpo. Este calor te ayudaría también a reducir posibles molestias en músculos y articulaciones. Te permites encontrarte mal (si eso es lo que está pasando) y después recuperarte poco a poco.

Lo ideal sería que siguieses con el ayuno hasta que tu sistema diera señales de haber alcanzado un mayor nivel de energía, un mejor equilibrio interno. Tras un típico período de sensación de agotamiento durante el ayuno, empiezas a sentir más ganas de hacer cosas y se te despierta un interés casi obsesivo por la comida. Estas son señales de que puedes abandonar ya el ayuno.

Nuestro sistema energético funciona con oxígeno, no con alimentos. Nuestras células obtienen la energía que necesitan a partir del oxígeno que les llega a través de la circulación sanguínea arterial. A nivel celular, se produce un intercambio de gases fácil y energéticamente eficiente. Los gases residuales pasan al torrente sanguíneo a medida que el oxígeno entra en la célula. Por lo tanto, durante un ayuno debes centrarte en respirar de una manera eficiente para poder suministrar a tu sistema, cuerpo y mente, la energía necesaria para finalizar por completo su proceso de limpieza.

Se puede romper el ayuno de muchas maneras, no existe una forma «correcta» de hacerlo. Se suele pensar que romperlo *poco a poco* es como se debe hacer, pero la experiencia ha demostrado que eso no es necesario. Se podría comenzar, efectivamente, con un caldo ligero, para después pasar a las sopas y, por último, a comidas más sólidas, pero en realidad basta con empezar por cualquier cosa que aporte algo de calor. Para unos podría ser un caldo o una sopa caliente, pero para otros podría ser una tostada recién hecha y untada con un poco de mermelada o de miel.

No hay argumentos basados en la naturaleza para pensar que la comida vegetariana genera menos residuos en el cuerpo. Los productos de desecho son el resultado de la quema de energía, y la gran mayoría de nuestras necesidades energéticas son inmateriales. En otras palabras, los alimentos solo desempeñan un papel menor en la producción constante de residuos en el cuerpo. Para obtener energía, lo que nuestro sistema necesita es oxígeno. El tipo de alimentos que comemos solo es importante en la medida en que de estos recibimos el mensaje de que el entorno en que vivimos es todavía habitable para nosotros y nos provee de nuestras necesidades básicas.

CAPÍTULO 3

AYUDAS EN EL RESTABLECIMIENTO DE LA SALUD

Fiebre

La fiebre es una reacción espontánea del cuerpo que ayuda a la sanación. Puedes imaginarla como un fuego en tu organismo, pero un fuego provocado de manera natural por tu propio sistema y con un propósito muy específico. Esa elevación de la temperatura posibilita la *combustión* de residuos que se han acumulado en determinados sitios del cuerpo y que están obstruyendo el funcionamiento normal de los tejidos. Por lo tanto, la fiebre es un mecanismo de sanación que nada tiene de indeseable, todo lo contrario, por lo que suprimirla no aporta ningún beneficio. Tampoco puede ser peligrosa, ya que el organismo controla en todo momento el proceso. No obstante, si la fiebre resultase demasiado molesta, difícil de soportar, podría rebajarse a base de compresas frías o de bolsas de hielo en la nuca y en la frente, o también tomando una ducha o un baño refrescante.

Los bebés y los niños muy pequeños no tienen un sistema de regulación de la temperatura tan desarrollado como los adultos, y la fiebre puede llegar a ser muy alta en ellos. Esto podría incluso provocar una pérdida del conocimiento, pero ¡que no cunda el pánico!: es solo un mecanismo de autoprotección. La mejor manera de enfriar el cuerpo de un niño o de un bebé es sumergiéndolo en agua fría o aplicándole compresas frías.

Las convulsiones en niños debidas a fiebre alta son muy raras. Cuando esto sucede, es porque el sistema del niño o del bebé en particular está muy desequilibrado y ha acumulado muchos residuos, principalmente en su cerebro. Estos residuos son desechos procedentes de una importante combustión que está teniendo lugar en su sistema nervioso central. Una combustión tan aumentada indica una gran necesidad de energía extra. Que el sistema nervioso central del niño o del bebé esté requiriendo tan enorme cantidad de energía, es un claro indicio de que está pasando por graves dificultades en su adaptación al entorno.

En nuestra forma de vida moderna, los niños se ven obligados a asumir las rutinas y horarios de sus padres. Prácticamente, no tienen permiso para satisfacer sus propias necesidades particulares, para encontrar su propio camino en su desarrollo vital. Esto es estresante en extremo para ellos. Los adultos solemos pasar por alto las señales de aviso que nos dan los niños, y simplemente los etiquetamos como *traviesos*, como *inadaptados* o, lo que es peor, como *enfermos* que necesitan intervención médica.

Si los padres se hicieran más conscientes de cuáles son los verdaderos principios básicos de la vida, serían capaces de detectar cualquier primer signo de inadaptación en sus hijos y, por tanto, podrían reajustar su enfoque y así criarlos de una manera más adecuada. En tal caso, sería muy improbable que esos infantes experimentasen situaciones tan difíciles y demandantes de energía extra en su vida como para llegar a manifestar tales convulsiones en condiciones de fiebre alta.

Alivio del dolor

En un primer momento, todo alivio del dolor —si fuera necesario— debería ser local. Si quieres aliviar un dolor, lo recomendable es que apliques o calor o frío en la zona, dependiendo de la situación concreta. Si no sabes cuál de los dos es más adecuado, prueba con uno. Si ves que la situación empeora casi enseguida, entonces es que tienes que utilizar lo otro. Así de simple. ¡Y, tranquilo, que no va a pasar nada porque te hayas equivocado!

Además de frío o de calor, también deberías aplicar presión en el área. Una presión añadida provoca en el interior de nuestro sistema una reacción contraria, es decir, una distensión. Esta distensión reducirá la presión sobre los nervios y, por tanto, aliviará la sensación de dolor. El cuerpo es un organismo vivo, y esto significa que va a responder a cualquier situación que se le presente. Por tanto, si aplicas una presión adicional desde el exterior, tu sistema responderá reduciendo la presión interna para así aliviar lo que reconoce como *demasiada* presión, una presión más alta de la debida.

Si necesitases un alivio más generalizado del dolor, podrías tomar algún medicamento. Ten en cuenta que las sustancias naturales suelen tener una acción más lenta, ya que requieren de una respuesta del propio organismo. Los medicamentos producidos por la industria farmacéutica, sin embargo, son drogas y, por tanto, tienen un efecto tóxico inmediato. El cuerpo intentará eliminar el *veneno* tan pronto como pueda, pero hasta que eso suceda, tú puedes encontrar cierto alivio debido al efecto supresor que ese veneno tiene en la acción curativa que tu sistema está llevando a cabo (de la que el dolor es un signo).

Respecto a las drogas, vale la pena reconocer que la Naturaleza no entiende de diferencias entre drogas *legales* y drogas *ilegales*. La morfina, por ejemplo, que es el nombre médico de la heroína, tiene exactamente los mismos efectos que su hermana ilegal.

El analgésico y antiinflamatorio más eficaz que jamás haya producido la industria es la aspirina. Un niño pequeño no suele necesitar más de 150 mg tres o cuatro veces al día. Un adulto con dolores intensos podría tomar dos comprimidos de 300 mg hasta cuatro veces al día. En casos de dolor extremo, esta dosis podría incrementarse. Sin embargo, hay que tener siempre en cuenta que el dolor es precisamente el mejor antídoto contra los efectos colaterales de un analgésico. En otras palabras, en la búsqueda de un alivio *total* del dolor es fácil llegar a una sobredosis, y por tanto, a la manifestación en el organismo de efectos secundarios indeseables.

Un fármaco alternativo a la aspirina sería el ibuprofeno, 400 mg tres veces al día para un adulto. El ibuprofeno no se recomienda para niños pequeños, dado que es más tóxico que la aspirina. La profesión médica ha venido prescribiendo el paracetamol como analgésico estándar, que es menos eficaz y que, además, requiere de dosis mayores durante períodos de tiempo más largos. La dosis máxima recomendada de paracetamol en adultos es de dos comprimidos de 500 mg hasta cuatro veces al día. En niños muy pequeños, sin embargo, no se recomienda el paracetamol, y esto es debido a su alta toxicidad en este grupo de edad. A pesar de ello, esta es precisamente la prescripción estándar de los médicos, según lo recomendado por las autoridades sanitarias superiores. La dosis para el niño varía, según la edad y el peso, desde 150 mg tres o cuatro veces al día hasta 300 mg tres o cuatro veces al día. No debes tener miedo de utilizar fármacos para el dolor ni de cometer errores graves con ellos, pero sí es aconsejable que los uses en las mínimas dosis posible y que restrinjas tus intervenciones a lo que la situación concreta requiera en cada momento. No te anticipes. No necesitas tomar un analgésico de manera preventiva. Usa los analgésicos cuando de verdad sientas dolor, y en la dosis adecuada. Hacerlo así te permitirá acortar el período de tiempo de uso del medicamento, y por tanto, minimizarás el riesgo de aparición de cualquier efecto colateral por toxicidad.

Recuerda que aunque *dolor* y *analgésicos* vayan bien juntos, si no es precisamente un analgésico lo que necesitas en un momento dado, o al menos no en una dosis tan alta, a tu sistema le va a resultar difícil tener que lidiar con la cantidad extra de *veneno* que le estás introduciendo. Observa las respuestas de tu cuerpo y déjate guiar por ellas.

Movimiento

Antes de que podamos empezar a movernos, necesitamos tener estabilidad. El movimiento es la acción que nos lleva desde un punto estable hasta otro, por tanto, *estabilidad* y *movilidad* son dos conceptos estrechamente relacionados.

La estabilidad requiere de al menos tres puntos de apoyo. Es un estado de equilibrio espacial en el que el centro de gravedad queda *cómodamente* situado en algún lugar entre esos tres puntos. La movilidad consiste en cambiar la posición de uno de los puntos de apoyo a otro lugar del espacio.

Mientras ese movimiento se produce, el mantenimiento temporal del equilibrio recae en los otros dos puntos de apoyo. Cuando el movimiento se completa y vuelve a haber tres puntos de apoyo, entonces es cuando el sistema recupera de nuevo la estabilidad. Tanto estabilidad como movilidad requieren de actividad muscular.

Los seres humanos estamos diseñados para permanecer estables sobre solo dos extremidades, sin ninguna asistencia extra. Y también para caminar erguidos sobre ellas. Esto es posible porque nuestro centro de gravedad se encuentra entre nuestros dos pies, y también porque la forma de nuestros pies permite que cada uno de ellos tenga otros dos puntos de apoyo, de contacto con el suelo: uno en el talón y el otro en la base de los dedos. De esta manera, contamos en total con cuatro puntos de apoyo en las plantas de nuestros pies, en una distribución dos y dos. La posición perfecta de equilibrio es siempre la posición que menos gasto de energía requiere para mantener la estabilidad. En nuestro caso, esa posición la logramos cuando las presiones sobre los cuatro puntos de apoyo se distribuyen de manera equitativa. Ponte de pie y centra tu atención en el contacto de tus pies con el suelo, en cómo se distribuyen las presiones sobre tus cuatro puntos de apoyo.

Ayudas en el restablecimiento de la salud

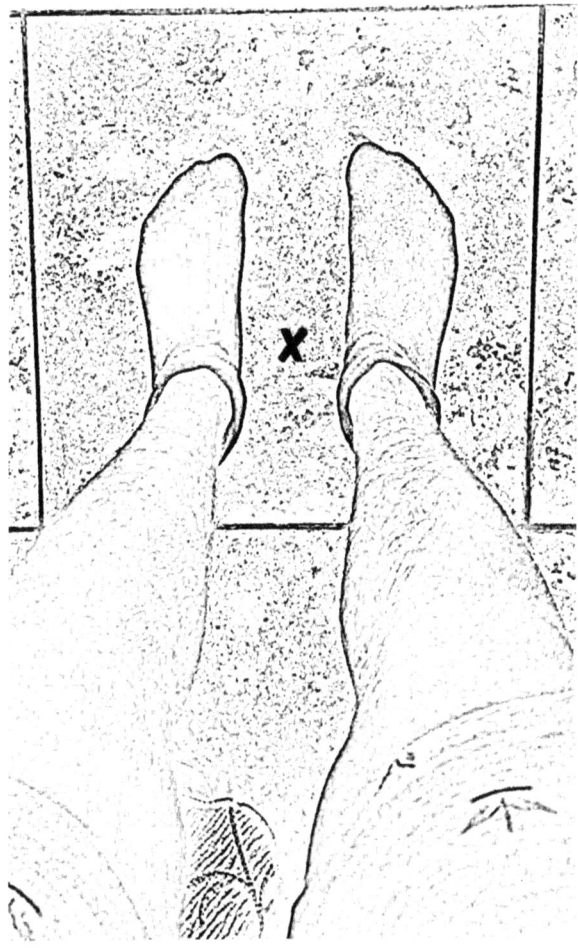

Si ahora decides dar un paso hacia delante, lo que tendrás que hacer es soltar los dos puntos de apoyo de un lado —un pie— y tratar de mantener el equilibrio con solo los otros dos puntos de apoyo —los del otro pie—. Todo esto requiere de una serie de contracciones musculares muy bien coordinadas. Una vez alcanzada la nueva posición, es decir, en cuanto completas el paso hacia delante apoyando de nuevo el pie en el suelo, tu cuerpo vuelve a tener cuatro puntos de apoyo. O al menos tres, en caso de que solo apoyases el talón, por ejemplo; pero ya hemos visto que tres es suficiente para garantizar la estabilidad.

Este sistema de estabilidad-movilidad es resultado de la estructura anatómica de nuestro cuerpo. Nuestro cuerpo está estructurado en dos capas que se complementan la una a la otra. La primera capa, la más profunda, se genera a partir de la información genética del individuo. Esta incluye la información de la especie (aprendida durante la evolución hasta el presente), así como la información de los ancestros específicos del individuo. Esta capa profunda proporciona un plano básico de diseño de la estructura que necesitará la persona para tener más posibilidades de sobrevivir. Determina las partes del cuerpo en las que se necesitará mucha fuerza y las partes en que no se necesitará tanta. Fibras de todo tipo y músculos situados en profundidad alrededor de las articulaciones del individuo proporcionarán a este la estructura estable adecuada para que pueda sobrevivir en el mundo en que está a punto de entrar. Por ejemplo, una estructura diseñada para vivir en una zona montañosa será muy diferente a otra que ha sido diseñada para vivir en la selva. El diseño podrá restringir la capacidad de movimiento en aquellas articulaciones que vayan a necesitar una estabilidad extra en el ambiente en que se va a desarrollar el individuo. Las articulaciones son las que mantienen unidos los diferentes huesos del esqueleto, y en cada articulación existe una posición y una tensión muy específicas para cada uno de los tejidos que la componen. Esto permite un rango igualmente específico de movimientos para cada articulación.

Así pues, estas capas profundas de tejido muscular son las que van a proporcionar al nuevo individuo la estabilidad básica más adecuada para el entorno en el que se va a desarrollar. La información para el diseño de esta estructura se complementa posteriormente con la información recibida de la madre durante las últimas etapas del embarazo. Esta nueva información queda fijada en la estructura muscular externa y, más adelante en la vida, garantizará el movimiento adecuado al individuo. Nuestra estructura individual está, pues, diseñada de manera muy *personalizada* y para un estilo de vida muy específico, con unos rangos de estabilidad y de flexibilidad particulares para cada uno de nosotros. Los músculos externos, que son los que posibilitan el movimiento, se encuentran por encima de la estructura de estabilidad interna y se desarrollan de acuerdo con ella. Por ejemplo, los tejidos y las articulaciones que hayan sido diseñados para soportar mucho peso, mucha presión, tendrán el inconveniente de una flexibilidad limitada, y su movimiento será mucho más difícil. Como compensación, los músculos externos o músculos esqueléticos tendrán que ser muy fuertes y flexibles. Este proceso de adaptación ocurre durante el crecimiento del individuo, durante sus primeros años de vida, y proporciona un equilibrio entre la tensión en la estructura más profunda y la tensión en la estructura externa.

Muy a menudo se ve a niños eligiendo deportes y actividades que les hacen mover y fortalecer ciertas partes de su cuerpo con estructuras de estabilidad profunda más rígida. Mientras estimulan el desarrollo de unos músculos externos más fuertes, estos niños, sin darse cuenta, están posibilitando en sus cuerpos un equilibrio que les permitirá una mayor movilidad en esas partes más pesadas y rígidas de su estructura.

Este sistema de compensación en personas con una estructura profunda sólida, estable y, por tanto, más limitada en cuanto a la flexibilidad de sus articulaciones, funciona bien mientras el individuo dispone de la energía extra necesaria para mover esas partes algo más rígidas de su estructura. Con el paso de los años, esas articulaciones se irán tensionando cada vez más, debido a que cada vez hará falta más esfuerzo por parte del individuo para poder mantenerlas en movimiento. La persona podrá entrenar tan duro como quiera, pero llegará un momento en que no podrá reunir suficiente energía para mover la pesada estructura subyacente con la que fue diseñado.

En la vida, uno de nuestros objetivos es mantenernos móviles. Entonces, o tenemos la potencia física externa suficiente para compensar una estructura interna sólida y rígida, o, si ya hemos perdido esa potencia física, nos toca conseguir un balance estabilidad-movilidad energéticamente más eficiente. Porque intentar desarrollar más fuerza externa no es precisamente un método de ahorro de energía. Solo podremos lograr una mayor eficiencia energética en nuestro balance estabilidad-movilidad realizando un cambio en nuestro ya tan arraigado equilibrio estructural: tenemos que aprender a aflojar nuestra estructura profunda.

Y debemos ser muy constantes en ello si de verdad queremos obtener resultados y mejorar la movilidad de nuestras articulaciones.

Empieza a guiar a tu sistema hacia la relajación de esas partes que han estado bajo presiones elevadas toda tu vida. Enfócate en ellas y suéltalas. Solo conseguirás este objetivo saliendo de tu zona de confort. En lugar de procurarte continuamente la comodidad, empieza a buscar pequeñas *incomodidades* en todos tus movimientos y en todas tus posturas en equilibrio, sentado o de pie. Coloca con frecuencia esas partes problemáticas, tus articulaciones afectadas, en posturas que te permitan sentir el dolor, la restricción, pero sin forzar nada. El punto clave es la repetición, no la fuerza. Si usas la fuerza, tu sistema se resistirá enseguida, de manera automática, ya que siempre trata de proteger tu estructura de un posible daño. El hecho de *pedirle* repetidamente a tu sistema que abra más y más el rango de movimiento de tus articulaciones y de tus músculos, hará que este acabe reduciendo la tensión en la estructura interna de la zona. Una vez reducida esa tensión en tu sistema muscular profundo, la tensión necesaria en tu sistema muscular externo —tu sistema de movilidad— para mover esas articulaciones será mucho menor. El resultado será que, a pesar de tener menos fuerza en tus músculos esqueléticos que cuando eras más joven, te podrás mover como antes y, además, usando menos energía que nunca.

Trae el dolor y la incomodidad a tu conciencia y permíteles que se queden ahí. Respira suave, lenta y profundamente. De manera consciente y relajada, ponte en esas incomodidades todas las veces que puedas a lo largo del día. El reajuste es lento y, además, no se produce de una manera lineal. Ten paciencia y no te desanimes, se necesita tiempo para reestructurar un cuerpo. Por otra parte, debes realizar los ajustes de una manera equilibrada, ya que reestructurar el funcionamiento de una articulación requiere de readaptaciones en otras articulaciones por debajo y por encima de la que estás trabajando. Por ejemplo, si estás tratando de reestructurar el funcionamiento de las articulaciones de tu cadera, tendrás que realizar ajustes también en tus rodillas, en tus tobillos, así como en toda la parte baja de tu espalda y subiendo hasta los omóplatos. En definitiva, los ajustes que hagas en cada momento deben ser muy pequeños, ya que otras partes de tu cuerpo tendrán que ir reaccionando y adaptándose a esas nuevas incomodidades que tú mismo vas incorporando. Y podrás notar todos esos reajustes.

Rehabilitación de la movilidad

Si, por el motivo que sea, has perdido la movilidad de una articulación o bien esa movilidad ha quedado muy limitada, debes trabajar en su recuperación. Las articulaciones que no soportan peso, puedes moverlas usando los propios músculos de la articulación tanto como sea posible. Estos son *movimientos activos*. También puedes realizar *movimientos pasivos*, es decir, sin el uso de esos músculos, sino masajeando el área y moviendo la articulación con las manos, tuyas o de otra persona. Los movimientos pasivos deberías realizarlos varias veces al día, sin forzar nunca la articulación. La clave está en simplemente llevarla un poco hacia la incomodidad, y hacerlo así una y otra vez. Siempre que te resulte posible, debes realizar también movimientos activos.

Los movimientos deben hacerse en las tres direcciones: adelante y atrás, izquierda y derecha, arriba y abajo. Puedes hacerlos de manera lineal o mediante giros. No necesitas aparatos de ningún tipo para ejercitar tus articulaciones, solo tienes que moverlas e ir cambiando la dirección del movimiento constantemente.

Cuando existe una dificultad o una incapacidad para realizar determinado movimiento, por ejemplo, para levantarse desde una posición sentada o acostada, o incluso para caminar, se necesita asistencia de algún tipo. Sin embargo, se debe evitar a toda costa volverse dependiente de esa ayuda. Cualquier tipo de asistencia debe estar siempre dirigida a la recuperación de la movilidad y la fuerza plenas de la persona, a la recuperación de su autonomía perdida. Para ello, y una vez más, la repetición y la búsqueda continua de esa pequeña *incomodidad* en el movimiento son decisivas.

Comencemos con la incapacidad de pasar de una posición sentada a una posición de pie. Mientras estamos sentados, nos apoyamos en dos puntos de estabilidad, que son las dos nalgas. El tercer punto de estabilidad lo pueden proporcionar los pies en el suelo o bien un apoyo en la zona lumbar. En condiciones normales, lo primero que hacemos al levantarnos es soltar el apoyo de la espalda para adelantar el cuerpo y llevar su centro de gravedad a la zona entre los dos pies. Después, la fuerza ejercida en los músculos de las piernas y de la espalda baja consigue mantener el centro de gravedad en ese mismo punto mientras movemos todo el cuerpo hacia el eje vertical sobre nuestros pies. Pues bien, todos esos movimientos requieren de dos cosas: coordinación y potencia muscular. ¿Qué pasa si falta una de las dos, o ambas? Vamos a considerar el siguiente caso: necesitas ponerte de pie, pero, por el motivo que sea, no puedes utilizar una de tus piernas o uno de tus pies. Para compensar la falta de ese punto de apoyo, necesitas crear otro, y lo normal es utilizar el brazo del lado opuesto al de la pierna no disponible. Así pues, lo que tienes que hacer es lo siguiente: Arrastra ambos pies hacia ti, hacia el borde del asiento en el que estás. Puedes ayudarte de tus manos o tus puños situados un poco por detrás de ti.

Coloca la mano opuesta a tu lado incapacitado un poco separada de tu cuerpo en el asiento y un poco hacia atrás.

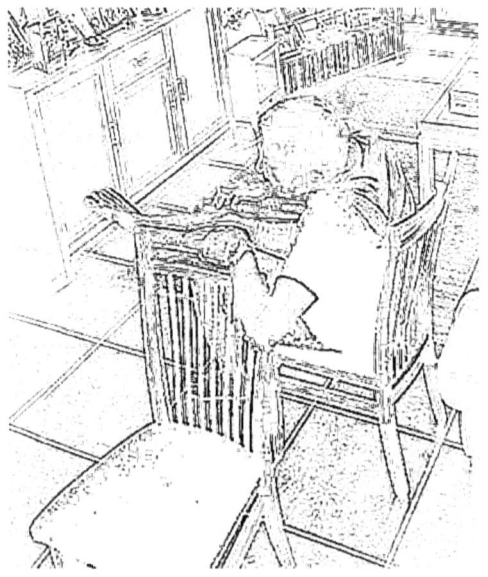

Usando esos dos puntos de estabilidad, mano y cadera útil, gira tu cuerpo ligeramente hacia ese lado *bueno*.

Apoyándote en esa misma mano, mueve tu cuerpo hasta que su centro de gravedad caiga entre ambos puntos de estabilidad.

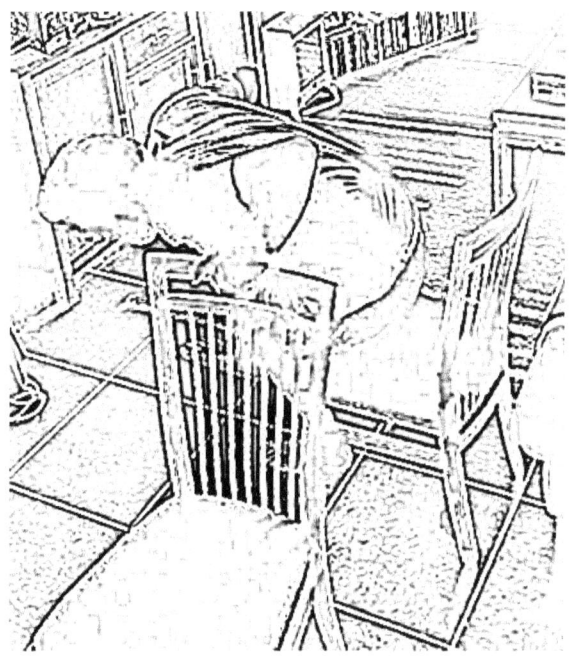

Apoya también tu otra mano en el asiento —al lado de la primera—, y continúa moviendo tu cuerpo hasta que su centro de gravedad caiga ahora entre las dos manos.

Impúlsate con la pierna sana, la cual te proporciona un nuevo punto de estabilidad tras haber soltado el de la cadera. El pie inerte del otro lado puede deslizarse por el suelo libremente siguiendo el movimiento de rotación del cuerpo.

Mientras te enderezas, y apoyándote aún sobre ambas manos en el asiento, mueve tu cuerpo hasta situar su centro de gravedad sobre tus caderas.

Para poder erguirte completamente, suelta ahora los dos puntos de estabilidad de tus manos, primero una y luego la otra, y apoya ambas sobre un soporte más elevado, como el respaldo de una silla que esté colocada en el lado hábil de tu cuerpo.

Y ya estás de pie, gracias a tres puntos de estabilidad: tu pie útil sobre el suelo (que tiene a su vez dos puntos de apoyo) y tus dos manos sobre el respaldo de la silla (que tiene a su vez cuatro puntos de apoyo, dos y dos). Desde esta posición, puedes ahora apoyar con cuidado parte de tu peso sobre la pierna *mala*, solo el peso que pueda soportar.

Si lo que quieres ahora es sentarte, tendrás que hacer el proceso inverso:

Colócate en ángulo frente al asiento, con el lado *bueno* junto al borde. Inclínate hacia delante hasta apoyar ambas manos sobre el asiento. Sitúa el centro de gravedad de tu cuerpo sobre esos dos puntos de estabilidad de tus manos. Controlando el movimiento con la pierna útil, desciende con cuidado sobre el asiento realizando un movimiento giratorio con tu cuerpo. Siéntate y acomódate apoyándote sobre tus dos manos. Si lo que quieres es caminar desde la posición de pie, necesitas algo estable sobre lo que apoyarte, como un andador para adultos o el respaldo de una silla: Coloca el andador delante de ti y a la distancia adecuada para que puedas apoyar el peso de tu cuerpo con ambos brazos. Esto te proporciona dos puntos estables que disminuirán la presión sobre tus piernas, en particular sobre la lesionada. Manteniendo un tercer punto de estabilidad, que será uno de tus pies apoyado en el suelo, adelanta el otro pie y apóyalo a continuación también en el suelo. Haz lo mismo ahora pero cambiando de pie. Continúa alternando el movimiento de los pies, mientras mantienes en todo momento un tercer punto de apoyo con el pie que permanezca inmóvil en cada paso, y estarás andando. La recuperación se producirá de manera natural, automática, pero no debes esperar que el proceso sea lineal. Tendrás buenos y malos momentos, ya que tu sistema se estará reajustando continuamente. El hecho de emplear los músculos de una manera diferente genera mucho cansancio, que se manifiesta en rigidez y malestar muscular. Unas veces podrás moverte más, mientras que otras necesitarás más reposo. Busca siempre un equilibrio entre movilidad y estabilidad, entre movimiento y descanso. Parte de tu sistema de movilidad, además, requerirá de ajustes en cadena que involucrarán a varias articulaciones. Esto llevará su tiempo y se producirá en oleadas de malestar que irán pasando de un grupo de músculos a otro, de una articulación a otra, hasta alcanzar un nuevo equilibrio más eficiente.

Los efectos de las ayudas utilizadas

La gente siempre ha estado buscando y usando cosas que pudieran ayudar a la curación. En la versión alopática, esto se ha traducido en fármacos para suprimir síntomas. Por un lado, es importante comprender que *curar* y *suprimir síntomas* son dos cosas diferentes. Por otro, también hemos de ser conscientes de que todos los organismos vivos y, en nuestro caso concreto, todos los sistemas de nuestro cuerpo responden siempre de la misma manera a las influencias que reciben del entorno. Esto significa que sea cual sea el tipo de remedio que utilices para lograr un efecto en tu cuerpo —mecánico, químico, a base de plantas, etc.—, el mecanismo de respuesta de tu sistema será siempre el mismo. En primer lugar, hay un efecto inmediato de ese remedio, por ejemplo, la dilatación de los vasos sanguíneos y la mejora de la circulación, o el calentamiento de los tejidos, o el *adormecimiento* del sistema nervioso (ya sea reduciendo la velocidad de transmisión de las señales o reduciendo la sensibilidad a ciertas señales entrantes), o un bloqueo en la producción de ciertas hormonas, etc. Y ese efecto inmediato suele ser el que buscamos en un momento dado, como cuando tenemos hambre y comemos, o cuando tenemos dolor o malestar y tratamos de reducirlo, o cuando tenemos frío y buscamos una fuente de calor… En definitiva, la humanidad ha encontrado multitud de soluciones a sus necesidades, muchas formas diferentes de lograr los efectos perseguidos. Sin embargo, buena parte de ese conocimiento ha quedado totalmente relegado al olvido: el antiguo conocimiento.

Cualquier influencia ejercida sobre un organismo vivo provoca el *contraataque* de este. El conocimiento antiguo sobre el uso de las hierbas nos enseña que cualquier remedio tiene un efecto inicial intenso y de corta duración —el pretendido—, y que a este efecto, el organismo responde con el efecto opuesto, que, además, resulta ser débil y duradero. Y esto sucede de la misma manera con cualquier tipo de influencia. Por ejemplo, cuando quieres mitigar tu sensación de hambre, lo que haces es comer, y entonces te quedas satisfecho —justo lo que querías—. Pero ese efecto de satisfacción pronto será contrarrestado por tu sistema con el efecto opuesto: más ganas de comer que antes.

Cuando satisfaces esa necesidad aumentada de comer, tu sistema vuelve a responder y a pedirte aún más comida. A medida que la situación se repite y se repite, tu sistema se vuelve cada vez más *hambriento* y, además, más eficiente en el reconocimiento de la sensación *hambre*. Finalmente, deseas comer en cuanto sientes el más leve apetito, por tanto, con mayor frecuencia que antes. ¿Y cómo sucede esto?

Partamos de la premisa de que tu sistema consigue mantener un equilibrio en todo momento, aunque estés muy enfermo. Si de repente introduces una influencia importante, como un fármaco, por ejemplo, tu sistema perderá inevitablemente su equilibrio natural. En un primer momento, manifestará el efecto inmediato de esa influencia que acabas de introducir. No tendrá otra opción. La influencia se habrá apoderado de la situación, por ejemplo, tus vasos sanguíneos se expandirán, o tu sistema nervioso se volverá más lento, o se bloqueará tu producción de ciertas hormonas, etc., según el tipo de fármaco que hayas introducido. Pero para tu sistema, este nuevo estatus está en desequilibrio. Cuando, horas después, el efecto de esa influencia haya desaparecido, tu sistema ya no volverá a su punto de equilibrio anterior. En prevención de un nuevo *ataque*, de una nueva influencia que pueda tener lugar en cualquier momento, tu sistema *reculará* un poco, se situará en un punto de equilibrio algo más retirado para, esta vez sí, poder *contraatacar*, es decir, para poder neutralizar el efecto de la influencia. En este nuevo punto de equilibrio *preventivo*, *a la defensiva*, los vasos sanguíneos estarán aún más contraídos que antes, el sistema nervioso estará más excitado que antes, la producción de esas hormonas indeseadas será aún mayor, etc. Y esto es a lo que se llama *efecto secundario*. En otras palabras, el efecto secundario es un efecto manifestado por el organismo al retirar la influencia añadida —sea una sustancia o una acción— y que resulta ser contrario al pretendido.

Cuando decidimos introducir de nuevo la influencia para volver a obtener el efecto inicial deseado, en un primer momento lo conseguimos, pero en cuanto la influencia se agota de nuevo, nuestro sistema vuelve a manifestar el efecto contrario, con los síntomas de enfermedad de nuevo intensificados, peor que antes, un *efecto rebote*. Si seguimos repitiendo y repitiendo la misma acción — introducir el remedio o la influencia del tipo que sea— para conseguir los efectos perseguidos, el sistema responderá siempre de la misma manera, pero cada vez con más eficacia y rapidez. Con el tiempo, es posible que la influencia deje de surtir efecto en el organismo, ya que el sistema la acaba aniquilando inmediatamente. Los médicos llaman a esto *resistencia a la terapia*.

Una interferencia así, mantenida en el tiempo, terminará o en una dependencia hacia ella o en ningún efecto en absoluto. Y esto es válido para cualquier sustancia —fármacos, vitaminas, remedios herbales, suplementos, etc.— que utilicemos, así como para cualquier acción —deportes, masajes, terapias del tipo que sea— que llevemos a cabo con el objetivo de aliviar o de mejorar algo en nuestras vidas. Por lo tanto, el único efecto real que cualquier influencia externa añadida a nuestro organismo acaba teniendo es un aturdimiento inmediato de nuestro sistema, que estará siempre en desequilibrio y obligado a responder continuamente. Esto significa que la única manera en la que podemos intervenir de manera real en nuestro proceso curativo es *a corto plazo*. Cualquier ayuda que pretendamos introducir en nuestro sistema en sus esfuerzos por sanar, solo puede tener un *efecto de choque* y, por lo tanto, solo debemos recurrir a dicha ayuda durante un período de tiempo breve o de una manera intermitente.

La conclusión de todo esto es que no podemos cambiar, en esencia, nuestros procesos de sanación. Una intervención *de choque* adecuada podría estimular la sanación natural, pero es necesario reconocer que la mayoría de las intervenciones en esos procesos naturales son en realidad obstáculos en el camino hacia la sanación. Todo intento de *dirigir* un proceso de sanación, de llevarlo por una vía que creemos *la correcta*, en lugar de confiar en la Naturaleza, es un grave error. Así que no interfieras con demasiada frecuencia.

El momento de la interferencia es también un factor crucial. Durante el día es bueno aportar calor extra a unos músculos cansados, rígidos y contraídos. El calor ayuda a que la función de esos músculos en movimiento vuelva a la normalidad, ya que abre las vías de circulación y permite un mayor suministro de nutrientes. Sin embargo, si los músculos no están en movimiento, por ejemplo, durante la noche, un aporte de calor no supondrá otra cosa que una obstaculización indeseable de los procesos naturales. El sistema aprovecha la noche para retirar energía de las partes físicas y desviarla hacia las no físicas, al mundo de los sueños, por así decirlo. Durante la noche, el sistema no necesita una estimulación adicional, lo que busca es más bien *desconectarse* en la medida de lo posible.

Si padeces insomnio, es decir, si tu sistema te mantiene despierto por la noche, significa que está demasiado ocupado como para relajarse, que están sucediendo demasiadas cosas en el ámbito físico como para poder desconectarse de este plano y pasar al plano de las energías, al mundo de la mente inconsciente. Cualquier sustancia o actividad que estimule la parte física de la vida durante la noche, se estará oponiendo al proceso natural. El sistema gastará gran parte de su energía en tratar de minimizar los efectos de esa influencia, y ya no estará disponible para otros procesos vitales, como el proceso de regeneración de los tejidos, el proceso de sanación.

Así pues, no utilices nada durante la noche que pueda estimular tu sistema. Y, por lo explicado en párrafos anteriores, recuerda: si utilizas algo para relajar tu sistema, este se excitará aún más que antes en cuanto el efecto del calmante haya desaparecido. Entrarás en el círculo vicioso de una necesidad cada vez mayor y de una dependencia cada vez más severa.

Hazte consciente de esto y no cedas al impulso de intervenir de manera artificial para tratar de mejorar tu descanso.

Recuerda:

- Interfiere lo mínimo posible.
- Cuando interfieras, observa el efecto real que esa interferencia está provocando en tu cuerpo y en tu mente.
- Prepárate para cambiar la interferencia en cuanto sea necesario.
- No tengas miedo si decides no interferir.
- No pienses, *siente*.

CAPÍTULO 4

LA NATURALEZA DE LA ENFERMEDAD

En la medicina occidental, la medicina alopática surgida hace poco más de doscientos años, la lista de enfermedades es interminable. Cada día *inventan* nuevas enfermedades y, con ellas, nuevos especialistas debido a que cada enfermedad requiere un protocolo de tratamiento específico, según ellos. Sin embargo, civilizaciones antiguas de todo el mundo han tenido un concepto mucho más sencillo de las enfermedades.

Una enfermedad es un desequilibrio. ¿Y qué es lo que se desequilibra? Aunque cada cultura lo describía de una manera diferente, todas ellas coincidían en la importancia del equilibrio energético. Todas consideraban que en el ser humano era fundamental un equilibrio en los aspectos físicos, mentales y conscientes de la vida, siendo los físicos los de menor influencia.

La ciencia nos ha demostrado que toda la materia es una manifestación de la energía. Por lo tanto, la realidad física que experimentamos como individuos constituye solo una imagen, una expresión de las interacciones que ocurren en el campo energético.

La Naturaleza, de la que formamos parte todos los seres vivos es, en esencia, un gran campo energético que genera toda la realidad física que vemos y que experimentamos. Todo lo que percibimos físicamente no es otra cosa que manifestaciones de dicho campo, y cualquier cambio que tenga lugar en este, se manifestará en cambios también en el plano físico. De igual manera, cuando se produce algún tipo de alteración en el equilibrio de fuerzas en nuestro campo energético personal, nuestra realidad física también manifiesta esas alteraciones. Esto significa que las verdaderas causas de cualquier disfuncionalidad en nuestro sistema físico, de cualquier enfermedad, tienen siempre su origen en cambios en el equilibrio de nuestro campo energético individual.

La ciencia ha demostrado que los cambios en la energía se producen por causa de alteraciones en la presión y/o en la temperatura. Si en un campo energético aumenta la presión o disminuye la temperatura, lo que sucede es que la energía se condensa, se vuelve más compacta y, por tanto, menos móvil. Una parte de esa energía quedará *fijada* en la materia, y entonces la materia existente se volverá también más densa y más compacta.

Toda manifestación material, nuestro mundo físico, surge como resultado de contracciones en el campo energético. El movimiento de la energía viene determinado por diferencias entre altas presiones y bajas presiones, entre altas densidades y bajas densidades en el campo energético, y la vida es la manifestación de todas esas energías en movimiento.

Cada organismo vivo es la manifestación de una condensación en el campo energético del que procede. Las energías quedan fijadas en un formato físico, en una manifestación material determinada. Este formato limita los cambios de energía que el organismo en particular podrá absorber y manifestar en su vida. Más allá de esos límites, el organismo perderá su funcionalidad y su estructura física se desintegrará.

Cada ser humano individual es un ser energético *fijo*, muy particular, con sus limitaciones específicas en cuanto a lo que podrá afrontar en su manifestación en el plano físico. Cualquier alteración que tenga lugar en su función física o en su estructura física tendrá siempre su origen en un cambio en su campo energético. Y, como hemos visto, ese cambio tiene que ver siempre con la presión.

Las culturas antiguas relacionaban la salud con el equilibrio energético del individuo, y la enfermedad con un desequilibrio en esas energías. Sabían muy bien que una salud alterada solo podía estar causada por una alteración en el campo energético de la persona.

La salud, por tanto, es una cuestión individual. Cuando se produce algún cambio en la vida de la persona, su sistema responde realizando ciertos ajustes. Estos ajustes, inevitablemente, van a provocar algún tipo de alteración en el funcionamiento de ese sistema. Si los ajustes pueden realizarse sin una necesidad excesiva de energía, el sistema cambiará su estado de equilibrio sin mayor problema y la persona seguirá adelante con su vida. Se habrá adaptado a las nuevas circunstancias. Este período de adaptación, el cual se produce de forma espontánea, natural, se conoce como *enfermedad aguda*. Es un desequilibrio temporal, un período corto de inestabilidad que tiene lugar durante los reajustes llevados a cabo por el sistema de la persona para llegar al nuevo estado de equilibrio. Por el contrario, si los cambios acontecidos superan la capacidad de adaptación del individuo, entonces su cuerpo mostrará los signos de la intensa y prolongada lucha tan demandante de energía que seguramente su sistema está llevando a cabo mientras trata de realizar los ajustes necesarios. Esos signos de desequilibrio perdurarán de manera indefinida en el tiempo. Es lo que se conoce como *enfermedad crónica*. Este desequilibrio prolongado y sin solución aparente requiere de una toma de conciencia seria por parte de la persona, así como su intervención activa en su propio proceso de sanación, en la recuperación del equilibrio perdido en su sistema.

Solo hay dos fuerzas que, en oposición mutua, impulsan el campo energético: expansión y contracción. Cuando estas dos fuerzas dejan de estar en equilibrio, aparece la enfermedad. Por lo tanto, toda enfermedad es el resultado de una presión o demasiado reducida o demasiado elevada sobre el campo energético de la persona.

El desequilibrio en la vida, capaz de manifestar cualquier tipo de enfermedad, está causado por muy poca o por demasiada presión sobre la propia vida. Así pues, solo existen dos tipos de enfermedades, con múltiples manifestaciones posibles. Y solo dos tipos de enfermedades significa también solo dos tipos de tratamientos. Cuando la presión es demasiado baja, se puede rectificar el equilibrio y, por tanto, restablecer la salud aumentando la presión en el aspecto de la vida que lo esté requiriendo. Cuando la presión es demasiado alta, entonces la sanación pasa por reducir esa presión.

Una forma de aumentar la presión consistiría en enfriar, lo que haría que la energía y, por tanto, la materia se contrajeran. Pero quizá uno prefiera considerar otra opción: la opción de asumir una mayor responsabilidad en su vida. El hecho de asumir la responsabilidad de los propios actos, pensamientos o sentimientos, aumenta el grado de compromiso con la vida, otorga más presencia, más peso en ella. Si la persona se implica de una manera mas directa y responsable en su propia supervivencia, en procurarse su propio alimento, su propio refugio y su propia protección, estará aumentando su conciencia de la vida y su conexión con el flujo de energías fundamentales. No se trata de hacer que la vida sea lo más fácil posible, sino de vivirla en toda su realidad. La implicación en la propia vida es esencial para crear el deseo de vivir. Sin un motivo por el que levantarse cada mañana, sin un estímulo para seguir viviendo la vida en toda su plenitud, la energía vital del individuo irá disminuyendo, dado que no habrá suficiente presión en su sistema para hacerla fluir de manera eficiente. Una forma de aumentar la presión consistiría en calentar, lo que haría que la energía y, por tanto, la materia se expandiesen. Pero quizá uno prefiera considerar otra opción: la opción de soltar responsabilidades en su vida, en particular aquellas responsabilidades que no le corresponde asumir. Es esencial examinar la propia vida, especialmente en relación con la carga que uno lleva sobre sus hombros. Una vez que la persona identifica los aspectos de su vida que la están presionando en exceso, puede entonces tomar decisiones acerca de cuáles de esas cargas seguir asumiendo y cuáles no. Y otro factor a considerar es cómo respondemos al mundo que nos rodea. A veces no podemos cambiar nuestra vida, pero sí podemos cambiar la forma en que la vivimos. Así pues, te aconsejo que examines tus sentimientos y tus respuestas hacia el mundo exterior. Si comprendes que alguno de esos sentimientos es improductivo o alguna de tus respuestas o reacciones es ineficaz, entonces cambia ese sentimiento, esa respuesta, esa reacción. Por ejemplo, no es muy productivo enojarse ante algo que no se puede cambiar. Es mucho más útil en la vida, y menos dañino, aprender a obviar, a relativizar, a quitar importancia o relevancia a las cosas. De esta manera, se reducirá sobremanera el desperdicio de energía que la ira conlleva, así como la excesiva presión que uno tiende a poner sobre sí mismo. Recuerda siempre que tu aspecto mental, tus creencias, lo que piensas, lo que sientes…, tiene mucho más peso en tu vida que cualquier influencia de tipo material o cualquier acción física a la que puedas recurrir.

Las enfermedades agudas requieren de un ajuste interno. Puedes permitir que esto suceda, e incluso alentarlo, estimularlo.

Las enfermedades agudas recurrentes requieren de reajustes frecuentes. Revelan la presencia de alguna fuerza subyacente que, de vez en cuando, desequilibra el sistema. Si deseas detener esa recurrencia, es necesario que te pares a examinar tu vida y que averigües qué aspecto de ella está alimentando esa energía desestabilizadora en tu sistema.

Las enfermedades crónicas manifiestan un excesivo esfuerzo del organismo en sus continuos y fallidos intentos por adaptarse. Es un mensaje urgente que el sistema envía a la persona para decirle que ya no puede seguir así, que ya no se las arregla como lo venía haciendo y que es hora de cambiar la manera de vivir.

Lo que tu sistema está expresando en cada momento es la verdad de tu vida, de tu situación particular. Y esto sucede tanto si todo en tu sistema está bien como si este empieza a mostrarte signos de una encarnizada lucha por hacer lo que le estás exigiendo. Y no hay ninguna duda al respecto. Así que, por tu propio interés, será mejor que captes el mensaje lo antes posible, si lo hay, y que respondas a él de la manera adecuada. Responder al mensaje implica cambiar algún comportamiento fundamental en tu vida, algo que siempre has hecho o algo que siempre has pensado o has creído. Tu sistema ha estado funcionando en todo momento de la manera en que tú le has estado pidiendo, pero ahora ha llegado a su límite y te está lanzando un aviso. Si tratas de ocultar ese aviso suprimiendo los síntomas, tu vida resultará menos incómoda, sí, pero jamás mejorará en lo fundamental. Sin esos fastidiosos síntomas que has preferido silenciar, no necesitarás cambiar nada en tu vida, podrás seguir haciendo las mismas cosas, pensando de la misma manera, manteniendo las mismas creencias…, podrás seguir adelante con todo lo que en realidad ha llevado a tu sistema a esa forma desequilibrada de funcionar. Pero esa aparente estabilidad no durará mucho. Tu vida no va a mejorar por haberla hecho más cómoda, tu salud no va mejorar por haber hecho tu enfermedad más llevadera. Y en algún momento algo colapsará. Si de verdad quieres mejorar tu salud, tu vida, debes crear el formato adecuado para que la presión interna en tu sistema pueda reducirse.

Hay un aspecto muy importante de la salud del que, sin embargo, nunca se habla. La ciencia ha demostrado que cada célula de nuestro cuerpo está equipada con pequeñas antenas que *escuchan* las frecuencias del campo energético. Cada antena se ocupa de una frecuencia específica dentro de una octava específica. Cada vez que en nuestro campo energético aparece cierto tipo de frecuencia, la antena detectora *encargada* envía un impulso eléctrico a la célula, y esta desencadena una respuesta predeterminada. Cualquier respuesta de nuestro organismo estaba ya prevista y preparada para ser activada dentro de nuestros tejidos, por tanto, nuestros tejidos se activan de una manera automática en el momento preciso gracias a su conexión con el campo circundante. Esto es necesario para que podamos sobrevivir. Todo lo que nuestra especie ha aprendido durante toda su existencia acerca de su entorno vital, se transmite y queda fijado en la estructura de cada individuo. Y también se transmite todo lo que nuestros antepasados han aprendido sobre las circunstancias particulares de la tribu o de la familia en cada momento de su historia. En parte, este aprendizaje se transmite gracias a la información genética que va pasando de cada generación a la siguiente, pero mucho más importancia tiene aún el ejemplo dado por los adultos a su descendencia y la educación que esta recibe por parte de la sociedad.

Las antenas celulares, pues, constituyen la conexión física entre la energía —las frecuencias— en el campo y la respuesta física de los tejidos a esas energías. Pero resulta que no todas esas antenas están activas todo el tiempo. Por un lado, necesitan realizar continuas actualizaciones en función de las cambiantes condiciones del entorno. Por otro, hay antenas que se pueden o bien desplegar o bien retraer. *Prestar atención* a algo no significa otra cosa que *desplegar* la antena específica para esa frecuencia. Cuando dejas de prestar atención, *pliegas* esa antena y entonces la información disponible en el campo energético en el que te encuentras no llega a tu sistema interno. No te afecta. O no te das cuenta. Por ejemplo, cuando no has oído lo que alguien acaba de decir o cuando no ves algo que está justo delante de ti.

Ahora considera lo siguiente. Si no tienes interés por algo en particular y, por tanto, no le prestas atención, tu sistema no recibirá la información y no tendrá que responder. Cuanto más se te anime a que te abras a todo tipo de informaciones del mundo exterior, más tendrá que lidiar tu mundo interior con todos esos estímulos. Y tendrá que responder a cada uno de ellos. Esto requiere de mucha energía, y también puede provocar en ti mucha inestabilidad, incertidumbre, indecisión, que afectará al funcionamiento de tus células y tus tejidos. Si tu sistema no ha sido diseñado para manejar cierto tipo de información, si no dispone de las bases específicas para ello, entonces tendrá dificultades para encontrar una respuesta adecuada y experimentará un gran estrés, mucha presión. Cualquier célula, cualquier tejido y cualquier organismo manejará mejor la información externa entrante si la respuesta que puede dar es clara, directa y firme. Cualquier confusión o duda sobre cómo responder provocará un conflicto interno que, la mayoría de las veces, no se resolverá. Esto resultará en enormes pérdidas de energía y graves desequilibrios en la célula, en el tejido y en todo el organismo.

Cada individuo proviene de un entorno específico y está equipado con habilidades específicas para afrontar la vida de una manera muy específica. Nadie está preparado para abordar los aspectos de la vida como si todos fueran de alta prioridad. Cada uno de nosotros respondemos de manera diferente a los estímulos de la vida. Donde residan tus talentos y tus habilidades particulares es donde tu sistema podrá soportar la mayor presión. Esto te indica la dirección que debes tomar en tu vida.

Debes utilizar tus *fortalezas* para construir tu propia vida. Son precisamente esos aspectos, esas bandas de frecuencias, los lugares hacia donde tú tienes dirigidas el mayor número de antenas en tus células y, por tanto, de donde siempre vas a obtener la mayor parte de la información útil para tu vida en particular, la información a la que más y mejor tú vas a poder responder. Ese es *tu camino*.

Sin embargo, cuando el mundo exterior te abruma con información que no necesitas, tú te ves forzado a permitir que toda esa información entre en tu sistema y, además, a otorgarle una alta prioridad, por encima incluso de la de tus propias necesidades. Tu atención —tus antenas— están recibiendo frecuencias que no tienen mucho peso en tu vida particular, pero que tu entorno te incita, o incluso te fuerza a que tú las asumas como «imprescindibles». Se impone entonces en tus células, en tus tejidos y en tu mente una prioridad hacia el mundo exterior, en lugar de hacia ti mismo y tus verdaderas necesidades particulares como individuo.

Lo que nos enseña la ciencia es que cuando *retraemos* determinadas antenas, la información específica que esas antenas recogerían —si estuvieran desplegadas— del mundo exterior ya no llega a nuestro sistema interno y, por tanto, deja de afectarnos. Nuestras células solo pueden responder a lo que reciben, nunca a lo que no están recibiendo. Si tú no eres consciente de determinado peligro existente en el mundo exterior, no vas a poder reaccionar a él. ¿Necesitarías hacerlo? Pues eso dependerá de tu idea de *peligro*.

Todo organismo vivo está permanentemente atento a señales que puedan suponer una amenaza para su vida. Esto ha sido organizado así por la propia Naturaleza. Pero la humanidad está inventándose más y más enemigos a cada momento, y, por si fuera poco, enemigos diferentes a los acostumbrados. Así que cada uno de los seres humanos debemos evaluar hasta qué punto son reales esas amenazas en nuestras vidas particulares. Si vives en una zona donde no hay escorpiones, no necesitas saber nada acerca de lo peligrosos que son los escorpiones. Si vives en una zona donde nunca se forman tornados, no necesitas saber nada sobre lo peligroso que puede llegar a ser un tornado. Todo ser vivo necesita evaluar los peligros reales existentes en su entorno vital, y hacerlo a partir de sus experiencias previas. Asumir para la propia vida la idea de peligro de otros, basada en sus experiencias y en sus entornos de vida particulares, debería estar al menos en equilibrio con una confianza en las propias capacidades y en los propios talentos.

Dado que la humanidad crea cada vez más amenazas, nosotros, como individuos, debemos volvernos cada vez más críticos con lo que esos *peligros en potencia* suponen de manera palpable en nuestras vidas personales. Cuando se nos advierte sobre amenazas *invisibles* es cuando más atentos debemos estar. Y no precisamente hacia esos supuestos enemigos imperceptibles, ya que sería una pérdida de tiempo y de energía, sino a los mensajes adicionales que recibimos junto con esas advertencias. Si uno de esos mensajes te dice que no tienes manera de saber dónde está el enemigo ni cuándo aparecerá, entonces lo mejor que puedes hacer es decirle a tus células que no presten atención a esa amenaza. Sería un desperdicio de energía permanecer alerta frente a algo que no tienes la capacidad de ver, agotaría tu energía vital y, además, desviaría tu atención de aquello que verdaderamente sí necesitas ver.

Lo que la ciencia nos dice es que cuando nos abrimos a las advertencias de potenciales peligros invisibles, estamos incitando a nuestro sistema a responder. La única respuesta posible en ese momento en que aún no hemos detectado al agente peligroso es el miedo, porque hay que seguir alerta hasta que aparezca. Así que ahora vivimos con miedo, sin que haya todavía un peligro real y sin ni siquiera tener la posibilidad de enfrentarnos cara a cara con ese peligro si se presentase.

Simplemente, vivimos con miedo porque hemos asumido *la advertencia* que otros nos han hecho, hemos aceptado esa *información* al pie de la letra, sin filtros. Si, por el contrario, decidimos asumir una actitud del tipo *si no lo veo venir, no me voy a preocupar por ello*, entonces estaremos permitiendo que nuestro sistema continúe funcionando como de costumbre.

Si, por ejemplo, piensas que cualquier día te puede atropellar un autobús, te preocupa mucho esa posibilidad y entonces te mantienes alerta cada vez que pisas la calle, tu vida se resentirá mucho. Por el contrario, si decides no hacer caso a esa *advertencia* interna de peligro potencial por la sencilla razón de que no ves venir ningún autobús que te pueda atropellar (de hecho, si lo vieras venir, te apartarías y no te atropellaría, ¿verdad?), entonces vivirás una vida mucho más libre de estrés. Y una vida libre de estrés es más larga, porque vivir con miedo debilita mucho el organismo. ¡Piensa en ello! No puedes estar preparado para hacer frente a todas y cada una de esas amenazas que te acechan a cada momento, y no importa cuánto te esfuerces en estarlo. Un buen consejo sería entonces: *deja de preocuparte*. Efectivamente, no permitas que tu vida se vea condicionada por meras posibilidades de peligro. Así pues, si decides dejar de prestar atención a informaciones sobre *peligros potenciales*, tu sistema dejará de vivir con miedo, ya no tendrá que permanecer alerta ni estar preparado para *contraatacar*. Pero, atención, no basta con que te digas a ti mismo: «No me voy a creer cualquier cosa que me digan». Esta es una sentencia racional. Todavía admite una respuesta de miedo inconsciente, una duda en tu corazón. Tu actitud debe basarse más bien en la plena confianza en tu propio sistema, en la certeza de que tu sistema sabe mejor que nadie cómo tiene que responder, y también en la profunda convicción de que nadie puede instalar ningún tipo de pensamiento en tu mente sin tu permiso.

Nuestros sentidos son las fuentes de información sobre la realidad del momento. En cuanto al miedo a lo desconocido, es el propio ser humano quien tiene la capacidad de introducirlo. Aludiendo a la historia personal de otros, a la realidad momentánea particular de otros, se nos *advierte* que estemos atentos a cualquier situación similar: «Le puede pasar a cualquiera», nos dicen. Hemos de preguntarnos quién nos está advirtiendo y por qué. ¿Una autoridad? ¿Que se preocupa por nosotros, por ti? Si de verdad esas autoridades estuviesen tan preocupadas por ti como dicen, podrían ir a tu casa a conocerte en persona, a comprobar tu situación particular de vida, a preguntarte cómo te encuentras, qué necesitas… Pero tal cosa no sucede, ¿verdad? Ninguna de esas autoridades se ha interesado nunca por ti ni por tus circunstancias, ni te ha dado un consejo sobre lo que puedes hacer o adónde debes dirigirte para que tu vida te resulte más fácil. Esas autoridades que tanto dicen preocuparse por ti, tan solo te dan instrucciones y reglas estrictas a seguir, amenazándote, además, con severos castigos si incumples esas reglas. Pues nada de esto parece muy propio de un *padre amoroso*. Más bien de un director de prisión. ¿No te parece?

El efecto de todas estas advertencias es que te acabas acostumbrando a pasar por alto lo que tus propios sentidos te están diciendo. El mensaje es que *no puedes confiar en lo que tú percibes por ti mismo*. Entonces, si ya no puedes confiar en tus propios sentidos, ¿en quién puedes confiar? De hecho, ni siquiera puedes ver a esas autoridades expertas que te avisan de los peligros.

Tus sentidos están siempre conectados a la realidad en la que te encuentras en cada momento de tu vida. No confiar en tus propios sentidos significa vivir desconectado de tu realidad. Tu mundo entonces consiste en lo que las autoridades te dicen que está sucediendo, no en lo que tú mismo experimentas que está sucediendo a través de tus propios sentidos. La realidad en la que te dejan es de miedo constante por personas y situaciones que ya has dejado de evaluar por ti mismo. Y esas mismas autoridades te dicen que es *por tu bien, por tu seguridad*. Te advierten con tanta insistencia porque *sería terrible* que te vieras en una situación así. Te cuidan y te protegen. Gracias a Dios. Tus antenas celulares están ahora desplegadas de manera permanente, y tus células están respondiendo todo el tiempo a informaciones sobre *peligros* que en realidad no están captando, a situaciones que en realidad no estás viviendo. Pero tú lo sientes todo muy real, tus receptores no dejan de recibir vibraciones e información que te mantienen alerta y temeroso. Esto tiene dos efectos importantes en tu salud:

- Usar tanta energía nada más que para resistir el día a día te dejará agotado y vulnerable a una degradación prematura de tus tejidos. Esto no puede sino favorecer una muerte prematura.

- Al estar desconectado de la realidad de tu vida, no podrás darte cuenta por ti mismo de qué es lo que de verdad necesitas. Tus respuestas a la vida serán inapropiadas, lo que significa que es muy probable que tomes decisiones equivocadas. Y debido a tu miedo constante, te volverás agresivo con tu mundo exterior. Desorientado y creyendo que estás en peligro todo el tiempo, atacarás a cualquier cosa que en tu mente suponga una amenaza.

Utiliza tus antenas de una manera más sabia. No interactúes con información que no sea apropiada para tu vida. Tu vida se desarrolla en un lugar específico de la Tierra y en un momento específico de la historia. Todo lo que necesitas saber es cómo responder en cada momento a cada situación real en tu entorno más inmediato. Deja de prestar atención a lo que exceda tu esfera más personal. No es de tu incumbencia, o al menos no si lo que quieres es vivir una vida sana, equilibrada y en paz. Recupera la confianza en tus propios sentidos, en lo que de verdad la vida te está mostrando a cada instante. Y aprende de tus propios errores, permitiendo al mismo tiempo que los demás permanezcan en los suyos.

Tu salud tiene que ver con el mantenimiento de tu equilibrio interno en circunstancias de constante cambio. Obviamente, para mantener ese equilibrio es necesario que te reajustes de vez en cuando. Si no lo haces, tu sistema te avisará cuando haya alcanzado su límite de tolerancia a alguno de esos cambios y se esté quedando sin energía. No importa lo que tú *creas* que es lo *correcto* para ti, tu sistema te mostrará la verdad. Así que abandona tus creencias y abraza tu verdad. Deja de *pensar* en lo que es correcto y empieza a *sentir* lo que te va bien. Atiende a la realidad de la vida, lo que ella te muestra y que tú puedes captar a través de tus sentidos a cada instante. Atender a falsas realidades no conseguirá otra cosa que desequilibrarte, y no podrás recuperarte de ese desequilibrio mientras no tomes conciencia de tu error y decidas cambiar tu actitud ante la vida.

Pero debes tener en cuenta que abandonar tus consolidadas costumbres, tu *zona de confort*, no va a resultarte fácil. Tendrás que aprender a reconocer la diferencia entre *sentimientos aprendidos* y *sentimientos intuitivos*, lo cual es complicado si estás más o menos cómodo con tu vida, ya que las señales pueden ser muy sutiles. Pero si no estás cómodo con tu vida, entonces no tienes más que descartar la *solución cómoda*. ¡No tomes la ruta acostumbrada! Buscas un cambio, así que elige una solución diferente a la habitual. Elige una situación que te produzca cierta incomodidad e incluso algo de temor.

Estas son mis recomendaciones más importantes para que puedas mantener y recuperar el equilibrio en tu vida:

- Apoya a tu sistema en sus esfuerzos por equilibrar las presiones de la vida.
- Decide qué es lo verdaderamente importante en tu vida, en tus circunstancias particulares, y desoye las opiniones de otros al respecto.
- Vive tu vida en función de lo que perciban tus propios sentidos.

www.ingramcontent.com/pod-product-compliance
Lightning Source LLC
Chambersburg PA
CBHW042300030526
44119CB00066B/822